临床护理实践与护理管理

LINCHUANG HULI SHIJIAN YU HULIGUANLI

李阿平　等 主编

U0253993

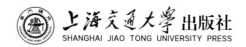

上海交通大学出版社

SHANGHAI JIAO TONG UNIVERSITY PRESS

内容提要

本书内容丰富，主要对临床各类疾病护理与护理管理中的重点问题进行分析、论述。首先，讲述了护理学基础知识；然后，详细讲解了临床各科室常见疾病的护理操作；最后，简要介绍了护理管理的知识，力求帮助护理工作者全面提升护理服务质量。本书兼具实用性与专业性，适合各级医疗机构的护士学习使用。

图书在版编目（CIP）数据

临床护理实践与护理管理 / 李阿平等主编. --上海 ：
上海交通大学出版社，2021

ISBN 978-7-313-26068-0

Ⅰ．①临… Ⅱ．①李… Ⅲ．①护理学 Ⅳ．①R47

中国版本图书馆CIP数据核字（2021）第254820号

临床护理实践与护理管理

LINCHUANG HULI SHIJIAN YU HULIGUANLI

主　　编：李阿平　等

出版发行：上海交通大学出版社　　　　　　　地　　址：上海市番禺路951号

邮政编码：200030　　　　　　　　　　　　　电　　话：021-64071208

印　　制：广东虎彩云印刷有限公司

开　　本：710mm×1000mm 1/16　　　　　　经　　销：全国新华书店

字　　数：233千字　　　　　　　　　　　　印　　张：13.25

版　　次：2023年1月第1版　　　　　　　　　插　　页：2

书　　号：ISBN 978-7-313-26068-0　　　　　印　　次：2023年1月第1次印刷

定　　价：198.00元

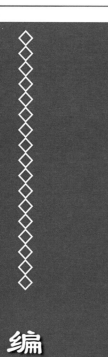

编委会

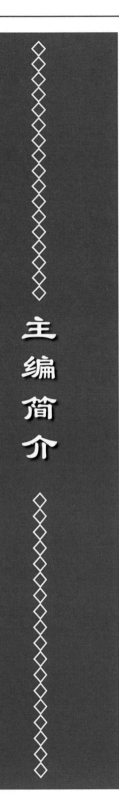

主编简介

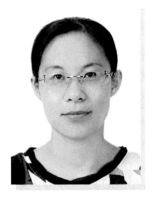

李阿平

女，1978年生，副主任护师。毕业于潍坊医学院临床护理专业，现就职于山东省烟台市海阳市人民医院神经外科，任护士长。擅长神经外科重症病人急救与护理、呼吸机的使用及护理、深静脉穿刺技术等护理操作。曾获"巾帼建功标兵""五一劳动奖章"等荣誉称号。发表论文7篇，出版著作1部，获国家发明专利1项。

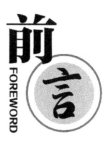

前言 FOREWORD

　　护理学是医学领域中一门将自然科学和社会科学相结合的综合性学科,其任务是帮助健康者保持和增进健康;患病者减轻痛苦,增加舒适和恢复健康;伤残者达到最大程度的功能恢复;临终者得以安宁去世。所以在现代社会中,护理学是医学的重要组成部分,其角色和地位更是举足轻重,护理工作直接关系到医疗的质量,关系到患者的生命安危。

　　护理工作体现在临床医学的各个方面,尤其是一些治疗性工作,都必须通过护理实现和完成。例如,护士需要定期地巡视病房,在患者病情发生变化时,护士是最早、最快的发现者,特别在护理危重患者时,护士更是第一线的哨兵,她们随时注意着病情的变化,直接掌握着疾病的每一步进展与转归,能够为医师作出下一步治疗方案提供最为准确、及时的信息。由此,为帮助广大临床护理人员进一步学习理论知识和实践操作技能,更好地与医师合作,我们编写了这本《临床护理实践与护理管理》。

　　本书主要是结合我们长期的实践和研究,对一些临床疾病护理的关键性问题提出可供大家参考的观点和做法。首先,讲述了医学模式的转变、护理学新概念以及护患沟通,打开了护理学的大门;然后,简要地叙述了临床中常用的给药与标本采集技术,希望能对护士们的基本操作起到一定的指导作用;其次,详细地讲解了内科、外科、儿科和妇产科疾病的护理,同时强调了个体化护理的重要性;最后,加入了护理管理的知识,指出了护理管理工作中需要注意的重点问题。全书内容丰富,易懂易学,适合各级医院的护士们学习使用。

编者在深入临床实践之余,怀揣着对护理事业的满腔热忱,希望能将自身在临床护理工作中的点滴经验,呈献给国内的护理同行。虽然在编写过程中几易其稿,但由于编写水平有限,加之编写时间仓促,本书的不足乃至错误在所难免,诚请广大读者不吝赐教。

《临床护理实践与护理管理》编委会
2021 年 10 月

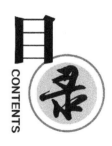

第一章　绪　论

第一节　医学模式的转变

一、医学模式的概念

医学模式是人们对医学的总的看法和观点,是指用什么观点和方法来研究和处理健康和疾病问题,是人们宇宙观、世界观在医学领域的应用和反映。医学模式说明了医学科学的指导思想、理论框架,决定着人们对生命、生理、病理、预防、治疗等问题的基本观点,指导人们的医学实践活动。医学模式也可称为"医学观"。

医学模式不是人们主观臆定的,也不是少数学者头脑中的产物,而是人们在防病治病的实践中逐渐形成,由学者们提炼、概括出来的。因此,医学模式对医学的实际状况有着形象化、符号化和理想化的认识功能,是通过理想的形式近似地反映客观事物及其内在联系的一种形式。医学模式是客观医学状况的反映,具有客观性这一特征。

既然医学模式是医学状况的客观反映,医学模式的形成和转变自然离不开医学科学的发展。随着人们对自然界和人类自身的了解和认识不断加深,医学模式也会发生相应的转变。因此,医学模式是人们在一定的历史条件下对疾病和健康各种具体认识的抽象和概括,具有历史性和时代性的特征。一定历史条件下形成的医学模式,标志着人们对疾病、健康认识的水平和发展阶段,反映人们对自身认识的进程。从这个意义上讲,医学模式从来都不是固定不变的,医学模式的更替,是人们对生命、健康、疾病认识不断前进的必然结果。

医务工作者在从事医疗护理实践中,常常自觉不自觉地遵循一定的医学模式,这是一种认识和处理健康与疾病问题的思维习惯。这种习惯一方面是从老师那里学来的,另一方面也是由个人在医疗护理实践中体会产生的,久而久之,便成了一种相对固定的模式。如果医务工作者不了解医学模式的特点,不愿意随着医学模式的发展和转变来改变自己的思维习惯是很不明智的。

研究医学模式可以帮助医疗卫生人员更好地把握医学的时代特征,从整体上认识医学发展的来龙去脉,了解和预见医学的未来,促进医学理论体系的发展和建立。特别是对于正在形成和发展的护理专业来说,研究医学模式,有助于确定更为理想的护理工作模式,完善和发展护理理论,把握时代对护理工作的要求。

二、整体医学模式

差不多在同一个时代,西方诞生了著名的"医学之父"希波克拉底。他的主要观点包括以下几项。

(1)唯物主义辩证观点:虽然当时医学主要由宗教控制,但希波克拉底已经提出某些不同的看法。他有朴素的整体观,反对轻视或依赖理论,认为应该把哲学运用于医学,把医学运用于哲学。

(2)四体液学说:他认为生物体的生命取决于 4 种体液,即血、黏液(痰)、黄胆汁和黑胆汁。4 种性质:热、冷、干、湿的各种不同配合是这 4 种体液的基础。每种体液又与生物体一定型的"气质"相适应。

(3)医师必须精通医术和技术操作:注重观察实际,重视患者及其外在环境和生活条件。

(4)医师必须了解当地的气候、土壤、水及居民的生活方式,并对该城市中的生活条件进行研究后,才能做好人群的预防工作。

(5)强调医师的品行和道德。在大致相同的历史时期,希波克拉底和《黄帝内经》的学者们在世界的东西方,不约而同地借助古代朴素的唯物论和辩证法,对各自的医学理论和实践经验,从整体角度上进行了总结和阐述,形成了大致相同的以整体观点为特点的医学模式。

三、生物医学模式

近代医学时期,占据绝对统治地位的医学模式就是生物医学模式。生物医学渗透到医学的各个角落,支配着医学实践的一切活动。基础医学、临床医学、预防医学、护理学、药物学等都是遵循着生物医学模式进行学术研究、医疗护理实践和预防保健工作的。

(一)生物医学模式的产生和特点

17世纪以前,无论是古典的中国医学和希腊医学,都缺乏实证基础。1628年,英国的哈维(Harvey)建立了血液循环学说,揭开了近代医学的序幕。在其后的两百多年中,随着社会的进步和科学的发展,人们逐渐认识到生物因素和疾病的关系,特别是细菌学(包括后来形成的微生物学)、病理解剖学等学科的发展,加深了人们对疾病的理解和认识,使医学从神学转到生物科学的基础上来,从唯心主义转到了唯物主义的基础上来,逐渐形成了以生物科学来解释健康和疾病这一模式,也称为"生物医学模式"。可以说,生物医学模式的出现是医学发展过程中的必然阶段,也是人们对自然界和人类自身认识不断加深的结果。生物医学模式的产生,极大地促进了医学科学的发展,为人类的健康和疾病的预防做出了巨大的贡献。

(二)生物医学模式的基本特征

(1)生物医学模式的基础是生物学。目前生物学已经从细胞生物学发展到了分子生物学的阶段,也就是说从分子水平来研究疾病的变化和发展。

(2)生物医学模式认为人体的一切疾病都可以从躯体上找到相应变化的依据。这种模式认为任何疾病都可以用偏离正常的、可测量的生物学(躯体)变量来说明,并根据躯体(生物、生理)过程的紊乱来解释行为的障碍。因此,生物医学模式认为生理正常,但找不到生物学上异常根据的疾病是不存在的。

(3)生物医学模式认为社会和心理因素对于人体的健康是无关紧要的,把身与心视为互不相干的各自独立的部分。

(4)生物医学模式的方法论基础是还原论,认为一切疾病都可以还原为人体生物学的变量,而人体的生理、生化过程也可以还原为物理的与化学的客观过程。单纯用物理、化学改变来说明人体的疾病。

(三)生物医学模式的局限性

尽管生物医学模式对于医学的发展和人类的健康有过不可磨灭的巨大贡献,并且仍将继续做出贡献,但它不可避免地具有一定的局限性。

任何一种医学模式都是人们在一定历史条件下对疾病和健康的总的认识,这种认识会随着社会的进步、科学的发展而不断变化和加深。医学科学发展到今天这个时期,生物医学模式已不能适应人们对健康和疾病认识的新的要求。生物医学模式的局限性也日益被人们发现和认识。

（1）生物医学模式排除了社会和心理因素对健康和疾病的影响。单纯强调生物致病因素和药物、手术治疗的作用，因此无法解释相同疾病和治疗手段会产生不同效果这一现象。

（2）生物医学模式强调疾病的生物学异常变量，否认有找不到异常变量的疾病存在。用这种模式无法诊断、治疗、护理和预防各种精神病、心因性和功能性疾病。而在现代化工业发达的社会中，这一类患者正在逐渐增多，生物医学模式则无法适应这一要求。

（3）生物医学模式常采用分解还原的方法来研究机体的功能和疾病的变化，把自然界的事物和过程孤立起来，用静止不变的观点考察人体，把人体看成一架精密的"机器"，或是各个器官的组合。这种形而上学的认识方式，妨碍了对实际过程众多因素综合变化的全面认识，忽略了内因和外因相互作用的重要因素，不能辩证地看待内因和外因、局部和整体、平衡和运动等。

（4）生物医学模式只从生物学的角度分析和研究人，忽视人有社会属性这一重要事实，对人的心理、精神、社会等因素不太关心，这就导致了医患、护患关系的疏远，关心患者、了解患者、尊重患者权利等伦理观念也淡漠了。

四、生物-心理-社会医学模式

（一）产生的背景与条件

关于心理、社会因素对健康和疾病的影响，古代的东西方医学都曾有过广泛的讨论，特别是传统的中医学，一直认为人是一个整体，十分重视人的心理、情绪以及周围环境（包括自然的和社会的）对健康的影响。而西方医学是从神学统治下解放出来并开始走上实验的现代医学发展道路的，它忽略和排除了心理、社会因素。

20世纪30年代以来，精神病学和心理学有了迅速的发展，人们越来越感到，人类的健康和疾病摆脱不开心理和社会因素的影响。美国罗切斯特大学医学院精神病学教授恩格尔（G.I.Engel）在1977年首次提出了"生物-心理-社会模型"，即生物-心理-社会医学模式。

生物-心理-社会医学模式的形成背景和主要条件：①生物-心理-社会医学模式是在生物医学得到充分发展的条件下出现的。②医学心理学、社会医学的成就为新的医学模式形成奠定了基础。许多精神病学家和心理学家都就健康与疾病、社会关系、疾病与心理等方面做了大量研究，使得生物单一因素致病的观点难以坚持下去。③系统论的诞生为新模式提供了方法论的基础。系统论认为人是一个开放系统,人体同环境(自然的和社会的)、人体各系统之间都存在信息、物质和能量的交换,是相互作用和相互影响的。恩格尔特别强调系统论在新模式中的重要作用。

生物-心理-社会医学模式的产生,为人们提供了认识健康和疾病的新角度和新观念。恩格尔特别指出,生物-心理-社会医学模式不是对生物医学模式的全盘否定,而是一种扩展和补充,是把这种框架推广到以前被忽视的领域。也就是说在研究健康和疾病时,除了考虑生物因素之外,还要同时注意心理与社会的因素。

生物-心理-社会医学模式是人类对疾病和健康认识的重大进步和飞跃,是医学科学发展的新的里程碑。有人认为:"新的医学模式的产生不是偶然的,而是在身心医学、临床心理学、行为医学、社会科学等有关边缘学科基础上建立起来的。"

(二)生物-心理-社会医学模式的特点

(1)生物-心理-社会医学模式的基本出发点是把研究对象和服务对象看作既是生物学的人,又是社会的人,强调人是一个整体。因此认为人的心理、社会因素会影响人的健康。生物-心理-社会医学模式强调要研究疾病不能离开整体的有主观意识的患者,不能不研究患者。

(2)生物-心理-社会医学模式对健康与疾病持有特殊的观点,即把生物因素、社会因素、心理因素综合起来考虑,以确认一个人是否健康。世界卫生组织对健康的定义,表达了生物-心理-社会医学模式对健康的认识。

(3)在诊断思想上,生物-心理-社会医学模式不是单纯依据生物学变量,而是要求用科学的方法既进行必要的理化或某些特殊检查,又要研究患者的行为、心理和社会情况。

(4)在治疗观上,新的模式重视患者的主观能动作用,特别是在护理工作上,重视患者的社会、心理因素的调整,促使患者康复。

(5)在方法论上,生物-心理-社会医学模式是以系统论为基础的,重视各系统之间、各系统内部的相互作用和影响,重视局部和整体、内因和外因、静止和运动等的统一和协调,使医学科学更加符合辩证唯物主义。

(6)生物-心理-社会医学模式重视医护人员同患者的关系,尊重患者的权利,尊重文化传统、价值观念等影响其健康的因素,关心患者的心理、社会状态,不再认为患者仅是各个组织器官的组合体。从这个角度出发,新模式更重视护理工作的重要意义以及护士在调动患者内因促进机体康复方面所发挥的重要作用。

第二节　护理学新概念

一、基本概念的转变

护理学是医学的重要组成部分,医学模式直接影响着护理学的指导思想、工作性质、任务以及学科发展的方向。生物-心理-社会医学模式的出现,毫无疑问地对护理专业(从理论和实践各个方面)产生了巨大的影响,其中首先表现在一些基本概念的转变上。

(一)关于人的概念

新的医学模式对人的认识直接影响了现代护理学中有关人的概念。护理学研究和服务的对象是人,对人的认识是护理理论和实践等的核心和基础,它影响了整个护理概念的发展,并决定了护理工作的任务和性质。许多护理理论家都对人有过不同的论述,概括起来,有以下一些共同点。

1.人是有生物和社会双重属性的一个整体

人是有生物和社会双重属性的一个整体,而不是各个器官单纯的集合体。人这个整体包含了生理、心理、精神、社会等各个方面。任何一个方面不适和功能障碍都会对整体造成影响。疾病会影响人的生理功能和情绪,心理的压力和精神抑郁又会导致或加重生理的不适而致病。从这个概念出发,就没有单纯的疾病护理,而是对患者的整体护理。

2.人是一个开放的系统

人既受环境的影响又可以影响环境——适应环境和改造环境。人作为自然系统中的一个次系统,是一个开放系统,与周围环境不断地进行着物质、信息和能量的交换。人的基本目标是保持机体的平衡,包括机体内部各系统间以及机体与环境间(自然环境和社会环境)的平衡。人必须不断调节自身的内环境,以适应外环境的变化,应对应激,避免受伤。强调人是一个整体的开放的系统,是要让护士重视调节服务对象的机体内环境,使之适应周围环境,同时也要创造一个良好的外环境,以利于人的健康。

3.人对自身的健康负有重要的责任

生物-心理-社会医学模式强调人是一个整体,强调人的心理、社会状态对人

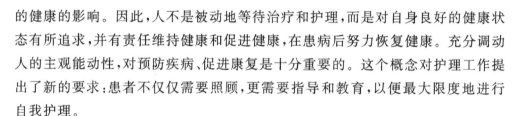

的健康的影响。因此,人不是被动地等待治疗和护理,而是对自身良好的健康状态有所追求,并有责任维持健康和促进健康,在患病后努力恢复健康。充分调动人的主观能动性,对预防疾病、促进康复是十分重要的。这个概念对护理工作提出了新的要求:患者不仅仅需要照顾,更需要指导和教育,以便最大限度地进行自我护理。

(二)关于健康的概念

世界卫生组织(WHO)关于健康的概念,指出:"所谓健康,就是在身体上、精神上、社会适应上完全处于良好的状态。"也就是说,它不仅涉及人的心理,而且涉及社会、道德方面的问题,生理健康、心理健康、道德健康三方面共同构成健康的整体概念。这标志着以健康和疾病为研究中心的医学科学进入了一个崭新的发展时期。对健康的概念一直是医学模式的焦点。在新的医学模式下,护理学对健康的概念主要包含了以下一些基本思想。

(1)健康是动态的过程,没有绝对静止的健康状态。健康和疾病也没有绝对的分界线,而是一个连续的过程。护理工作要参与健康全过程的护理,包括帮助护理对象维持健康的最佳状态到帮助患病的濒死的人平静、安宁地死去。

(2)健康是指个人机体内各个系统内部、系统之间,以及机体和外部环境之间的和谐与平衡。最良好的平衡与和谐就是最佳的健康状态。包括所有生理、心理、精神、社会方面的平衡与协调。

(3)健康是有不同水平的。没有绝对的、唯一的"健康"标准。对某些没有生理疾病,但心情抑郁、精神不振、对周围的事情麻木不仁的人,可认为他们是不健康的。而某些已经患了较严重的生理疾病的人,但他们心胸开朗、精神乐观,在其可能范围内最大限度地发挥机体的潜能,在这种情况下,可以认为这些患者是比较健康的。

(4)健康的概念是受社会和文化观念影响的。不同的人会对自己的健康有不同定义。观念转变会影响人对健康的理解。护理工作可以通过宣传教育,改变人们对健康的理解。

(三)关于环境的概念

生物-心理-社会医学模式重视人与环境的相互影响。不仅是自然环境,还包括社会环境。现代护理学对环境有以下认识。

1.人与环境是紧密联系的

人的环境分为内环境——人的生理、心理活动,外环境——自然环境和社会环境。自然环境包括人生存的自然空间、水、空气、食物等。社会环境则是指经济条件、劳动条件、卫生和居住条件、生活方式、人际关系、社会安全、健康保健条件等。

2.环境影响人的健康

良好的环境可以促进人的健康,而不良的环境则可能对人的健康造成危害。护士有责任帮助自己的服务对象正确认识个体所处的环境,并且尽可能地利用良好的环境,改造不良环境,以利健康。

3.人体应与环境协调和统一

环境是动态的、变化的,人体必须不断地调整机体内环境,使其适应周围环境的变化。如果人体不能很好地与环境相适应和协调,机体的功能就会发生紊乱,以致引起疾病。

4.环境是可以被人改造的

新模式认为,人与环境这一对矛盾中,人不完全是被动的。人可以通过自身的力量来创造和改变某一环境。护士的任务则是为患者创造一个有利于康复的环境。

(四)关于护理的概念

护理的定义反映了一个人、一个团体和一个社会对护理的认识。这种认识随着医学模式的转变及社会所赋予护理的任务而不断变化。自从南丁格尔创立护理工作以来,世界范围内有各种各样有关护理的定义,从不同的方面阐述了对护理及护理学的认识。现代护理学对护理的概念大致包含以下内容。

(1)护理是一个帮助人,为人的健康服务的专业。护理的任务是促进健康,预防疾病,帮助患者康复,协助濒死的人平静地、安宁地死去。这些都是在满足人们不同的健康需求。

(2)护理的服务对象是整体的人,包括已经患病的和尚未患病的人,因此护理工作不仅仅局限于医院。

(3)护理学是一门综合自然科学和社会科学知识的科学,是一门独立的应用性学科。护理工作研究和服务的对象是具有自然和社会双重属性的人,因此,护士不仅要有自然科学(如数学、物理、化学、生物医学等)方面的知识,也要了解社会科学(如心理学、美学、伦理学、行为学、宗教信仰等)方面的知识,只有这样,才能更好地了解自己的服务对象,并为其提供恰当的、优质的服务。

(4)护理既是一门科学,又是一门艺术。护理的科学性表现在护理工作是以科学为指导的。药物的浓度、剂量和使用方法,各种疾病的处理原则等都必须严格遵循客观规律。而护理又是一门艺术,它不仅表现在护士优雅的举止、整洁的仪表和轻盈的动作能给人以舒适的美感,更主要的是表现在每个患者的情况是千差万别的,护士必须综合地、创造性地应用所掌握的知识,针对每个患者的具体情况提供不同的护理。特别是对不同年龄、不同文化背景、不同心理状态的人,护士帮助他们恢复到各自的最佳状态,这本身就是一项非常精美的艺术。

(5)护理学是一门正在逐渐完善和发展的专业。现代护理学的发展,产生了护理学独特的理论,并且综合和借鉴了相关专业的知识和理论,正在形成护理学独立的知识体系和研究方向。护理学的研究重点和工作重心已经同传统模式下的护理有了很大的不同,但是作为一门专业,目前还不是十分完善。护理学的不断发展,将有助于整个医疗保健事业的发展。我们相信,在新的模式下,护理学将会有更快的发展。

二、护理模式、护理工作内容和护士角色的变化

医学模式的转变使护理模式、护理工作内容及护士角色都产生了重大变化。

(一)护理模式的变化

在生物医学模式下,护理模式是以疾病为中心的。协助医师诊断和治疗疾病、执行医嘱是护理工作的主要内容。无论护理教育还是临床护理,强调的都只是对不同疾病的护理。在这种模式下,护理没有自己的理论体系,医疗的理论基本就是护理的理论。在护理教育上,教材基本上是医疗专业的压缩本,教师多数是临床医师。在以疾病为中心的模式下,护理工作强调的是疾病的护理常规,而不太考虑患者是什么样的人。护理操作技术是护士独特的本领。因此,在这一模式下,护理仅是一门技术,而不可能成为专业。护理工作也只能是医疗工作的附属,而没有自己独特的研究领域。

生物-心理-社会医学模式的出现,使护理模式由以疾病为中心转向以整体的人的健康为中心,强调了疾病是发生在人体上的。基于对人、健康、环境、护理等概念的转变,学者们提出了整体护理的思想。

整体护理的思想包括以下几项。

(1)疾病与患者是一个整体。

(2)生物学的人和心理学、社会学的人是一个整体。

(3)患者和社会是一个整体。

(4)患者和生物圈是一个整体。

(5)患者从入院到出院是一个连贯的整体。

这一新的模式的形成,改变了护士的工作重点和工作内容,也改变了护理教育的课程设置结构,以及护理管理的重点。除了完成医嘱指定任务之外,护理注重人的心理、社会状态,注重调动患者的内因来战胜疾病。

生物-心理-社会医学模式不仅改变了护理以疾病为中心的模式,建立了以患者为中心的模式,还促使护理模式向更新的阶段——以人的健康为中心的模式发展。在这种模式下,护士的服务对象不仅仅是已经患病的人(不论是住在医院的还是回到家中的),而是所有的人,包括尚未患病的人。世界上一些发达国家的护理工作正由医院内扩展到社区,我国的护理工作正在朝着这个方向努力前进。

(二)护理工作内容的变化

在旧的模式下,护士的工作重点是执行医嘱、协助医师诊治疾病和进行各项技术操作,帮助患者料理生活和促进其康复。护理工作的主要场所是诊所和医院。

在新的模式下,护士的工作除了执行医嘱、协助医师诊治疾病以外,还包括对患者心理、社会状况的了解,对患者进行心理和精神的护理。健康宣教和指导使患者尽快恢复健康,减少并发症,最大限度地发挥机体的潜能。教育人们改变不良的生活习惯,通过主动调节个人的情绪等来预防疾病。及时针对患者的情况与医师和家属进行沟通等。

护士工作任务的扩大还导致了护士工作场所的扩大。健康和疾病是一个连续和动态的过程,人们对环境的重视使护理工作从医院扩展到社区,从对患急性疾病的人的护理扩大到对患慢性病和老年患者的护理,从对患病的人的护理扩大到对尚未患病的人的护理,从对个体的护理扩大到对群体的护理。这些任务的扩展为护理工作提供了更为广阔的天地和研究领域,也使护理工作在医疗卫生保健队伍中发挥越来越大的作用。

(三)护士角色的变化

由于护理模式和护理工作任务的变化,护士的角色也由原来传统模式中单纯是照顾者扩展到多重角色。在现代护理学中,护理工作要求护士除了是照顾者(照顾生病的人)之外,还是教育指导者(对患病的人和尚未患病的人)、沟通交流者(医师和患者之间、患者和家属之间、患者和社区保健机构之间、其他辅助人员和患者之间)、组织管理者(病房、诊断、社区)和研究者。

三、现代护理学的研究范围

护理工作任务和功能的转变,向护理学的研究范围提出了新的要求。就致力于人类健康这一总目标来说,护理学作为医学科学的组成部分,仍然是始终如一的。一百多年来,护理学在各种疾病的护理和常规护理方面积累了相当丰富的经验,形成了较为完整的内容体系。但在生物-心理-社会医学模式下,护理内容和任务日益扩展,把护理学的研究范围限制于疾病护理(虽然目前我国在这方面的研究仍不够),显然是不能满足科学发展要求的。为适应新的情况,现代护理学的研究范围应包括以下方面。

(1)各种疾病的护理技术和要求:探索新技术应用对护理所提出的新课题,如心理与精神方面的疾病、免疫及器官移植、老年病、慢性病,以及长期依赖药物或某些人工装置存活(如心脏起搏器、瓣膜置换)的患者,其在护理中存在的问题。

(2)精神和心理的护理:如患者心理变化的规律,心理平衡的训练与建立,患者心理状态同疾病愈后的关系,护士行为对患者心理状态的影响,特殊心理护理措施与方法等方面的研究。

(3)社会护理:如社会环境对健康的影响;社会保健体系的构成和建立;家庭护理的体制;健康人成为患者(角色改变后)使社会关系发生变化;建立公众健康指导对预防疾病或慢性患者康复的作用等。

(4)护理管理中的科学化、知识化,以及与其他专业人员的协调配合等问题的研究。

(5)人们的健康概念,寻求健康的行为和方式,以及在此过程中可能存在的问题。

(6)护理教育方面:护士的知识结构,在职人员的教育等问题。

(7)健康宣教方面的问题:对不同年龄、不同健康状态(智力和精神)的人的教育策略和手段等方面的研究。

(8)高科技发展对护理的要求:如器官移植,影像技术和遗传技术的应用,航天等环境中有关人的健康的护理问题等。

医学科学、行为科学、社会学的巨大进步,特别是医学模式的转变,为各种护理行为提供了理论支持。护理学发展到今天,已经或正在形成护理学本身的学说和观点。护理学已经发展成为既包括护理理论又包括实现这些理论的各种手段(技术)的一门科学。护理学已经逐渐形成一门独立的专业。护理学作为一门科学和专业,特别是在我国,还需要进一步补充和发展。护理学所面临的研究课题虽然很多,但是树立护理是一门科学、一个专业,而不仅是一个职业的这一观点,必将有利于推动我国护理学的发展,有利于提高护理工作的社会地位,有利于人民的健康保障。

第三节 护患沟通

护患沟通从狭义来讲是指护士与患者的沟通,从广义来讲是指护士与患者、患者家属或亲友等的沟通。护患关系是一种帮助性的人际关系,良好的护患关系可帮助患者获得或维持理想的健康状态。而良好的护患沟通,则是建立和发展护患关系的基础,它贯穿于护理工作的每个步骤中,良好的护患沟通有助于加强护患之间的配合,提高患者对护理工作的满意度。本节将重点介绍护士沟通技能的培养,建立良好护患沟通的途径,护理实践中的常用语,沟通在健康促进中的作用。

一、护患沟通在健康促进中的作用

随着社会的进步,人们对健康的需求越来越高。医学科学发展的目标是尽可能地去解决人们的健康问题和满足人们的健康需求。但在实际医疗护理服务中,需求与满足需求之间存在着矛盾,如果处理不好,轻者将影响医患、护患关系,重者可能导致医疗纠纷。主要表现在人们对健康需求的无止境性与医学科学的局限性之间的矛盾,从而形成医学责任的有限性。目前在卫生服务系统存在的现象如下:①人们的健康问题并没有随着医学的进步而减少。②医患纠纷的发生率并没有随医学的发展而下降。③人们对健康的需求永不满足,但医学研究的范围并不能涵盖人类所有的健康问题,医学自身有限的理论和技术能力只能解决部分的健康问题,并非所有的健康问题都能通过医学技术手段解决,人们的期望和实际的结果有差异时,容易出现医疗纠纷。面对医疗护理服务的现实情况,迫切需要卫生服务提供者与被服务对象之间的支持与理解,而沟通则是双方理解的桥梁。

古希腊著名医师希波克拉底曾经说过:"医师有两种东西能治病,一种是药物,另一种是语言",医务人员和患者及其家属之间的沟通、理解和信任则是有效

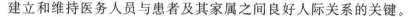

建立和维持医务人员与患者及其家属之间良好人际关系的关键。

医疗护理服务系统中的沟通将从以下几个方面发挥作用。

（一）沟通有利于建立帮助性人际关系

护患关系是一种帮助性的人际关系,表现在患者寻求医疗护理帮助以获得理想的健康状态,护士的中心工作就是最大限度地帮助人们获得健康。护士的许多帮助性照顾行为就是通过与患者的沟通来完成和实现的。

（二）沟通有利于提高临床护理质量

良好的护患沟通是做好一切护理工作的基础。由于护理的对象是人,很多的护理工作都需要患者的密切配合,发挥患者的主观能动性,使医疗护理活动能顺利地进行。护患之间的良好配合能增强护理效果,利于患者尽快地恢复健康,从而增强患者对护理工作的满意度。

（三）沟通有利于营造良好的健康服务氛围

人与人之间良好的沟通会产生良好的社会氛围,使护患双方心情愉悦。在这种环境中,护患双方相互理解、相互信任,患者和医护人员双方的心理需求得到满足,医护人员会投入更高的热情到工作中,患者会更主动地配合治疗和护理,促使患者早日康复。

（四）沟通有利于健康教育

健康教育是护理活动中全面促进人群健康的一个重要的方面。护士可以通过与患者进行评估性沟通,了解其现有的健康知识需求,并针对患者的个体情况向患者传递有关的健康知识和技能,达到提高患者及家属自我保健的能力。

（五）沟通有利于适应医学模式的转变

生物医学模式是从局部和生物的角度去界定健康与疾病,忽略了人的社会属性,不利于护理工作的进行。现代医学模式不仅把患者看成是生物的人,也是心理的、社会的人。参与社会活动,与他人交往和沟通是人类重要的心理、社会需求,这就要求护士从整体的观念出发,主动关心患者,与患者进行良好的沟通,了解患者的心理精神状态,从整体的角度满足患者的综合要求。

二、护理活动中的治疗性沟通

护士与患者之间的沟通成功与否,除了护患双方本身的因素外,还存在沟通技能的问题。护理活动中的沟通必须是双向的,既需要接收信息,又需要发送信息,才能达到预期的沟通效果。人与人之间由于年龄、性别、背景、受教育程度、生活环境、种族文化差异等因素,使人形成不同的价值观念和生活方式,这些价值观念和生活方式的差异,将直接影响护患之间的沟通效果。认识这些因素,将有助于沟通的成功。

(一)治疗性沟通的含义与特点

治疗性沟通是指护患之间、护士之间、护士与医师及其他医务人员之间,围绕患者的治疗问题并能对治疗起积极作用而进行的信息传递。治疗性沟通是一般沟通在护理实践中的应用,除一般沟通的特征外,还具有以下特征。

1.以患者为中心

在日常生活中,沟通的双方处于平等互利的地位,沟通的双方能关注对方的动机、情绪,并能根据对方的反应做出相应的改变。在这种沟通中,双方是平等的,无主动与被动之分。而在治疗性沟通中,信息传递的焦点是围绕着患者进行的,在护理服务过程中,应以满足患者的需求为主要沟通目的。

2.治疗性沟通有明确的目的性

治疗性沟通的目的在于:①建立和维护良好的护患关系,有利于护理工作的顺利进行。②收集患者的资料,进行健康评估,确定患者的健康问题。③针对患者存在的健康问题实施护理活动。④了解患者的心理精神状态,对患者实施心理护理,促进患者的心理健康。⑤共同讨论,解决患者的护理问题。医疗护理活动中所有的沟通内容都是为了解决患者的健康问题,达到恢复、促进、维持患者健康的目的,这是治疗性沟通的一个重要特征。

3.沟通过程中的护患自我暴露的要求

沟通过程中的护患自我暴露是治疗性沟通与一般性沟通的重要区别。一般说来,在社交性沟通中,沟通双方都会有一定程度和内容的自我暴露,虽然在暴露的量和程度上不一定对等。而在治疗性沟通中,比较注重的是促进患者的自我暴露,以增加患者对自我问题的洞察力,便于护士了解患者实际情况、评估患者的需求。而对护士,则要求在患者面前尽量减少自我暴露,以免患者反过来担心护士而增加患者的压力。

(二)评估患者的沟通能力

评估患者的沟通能力是有效进行治疗性沟通的基础条件。人的沟通能力是不同的,影响患者沟通能力的因素很多,除了不同的经济文化背景、价值观因素外,患者自身的生理、心理状况等因素也会影响到患者的沟通能力。护士只有充分了解患者沟通能力方面的有关信息,才能有的放矢地进行沟通,达到预期目的。评估患者的沟通能力主要包括以下几方面。

1.听力

一定程度的听力是语言沟通应具备的基本条件。当患者的听觉器官受到损伤后,会出现听力的缺陷,直接影响与患者进行有声语言的沟通。除了各种原因引起的耳聋外,老年人随着年龄的增长,也会出现听力下降。

2.视力

据统计,人的信息80%以上是通过视觉获得的,视力的好坏,直接影响患者对非语言的沟通,良好的视力能提高沟通的效率。

3.语言表达能力

每个人的语言表达能力不同。如对同一件事情的陈述,有些人描述得很清楚,而有些人却不知道怎样叙述。语言表达能力还受到个体年龄、教育文化背景、个体患病经验等因素影响。

4.语言的理解能力

良好的沟通不仅需要良好的表达能力,而且需要良好的理解能力。如有些人听不懂外语、方言,容易造成沟通困难。人的理解能力同样受到文化教育等因素的影响。

5.病情和情绪

患者病情的轻重和情绪直接影响沟通的效果。患者病重时无兴趣和精力进行,甚至不能进行语言沟通。护士可以通过观察患者的肢体语言获取信息,评估患者,制订护理计划,进行护理干预。

(三)如何引导患者谈话

1.护士要有同情心

护士是否关心患者,对患者是否有同情心,是患者是否愿意与护士沟通的基础和关键。对患者而言,患病后总认为自己的病情很严重,希望得到护士的特别关注、关心、照顾,以他为中心,一切以他为重。但事实上护士不能满足患者的所有要求。因为一个护士不仅要照顾这个特定的患者,同时还要护理其他患者。但护士要从态度和行为上表现出对患者的关心和同情,并对患者做适当的解释,如"请稍候,等我把手里的事处理完就来"。

2.使用开放式谈话方式

开放式谈话原则上是向患者提出问题,即询问患者,患者根据其实际情况回答。而不是由护士提供答案,让患者在几个答案中选择。

例如,患者:"我可以留陪护吗?"护士:"不行,这是医院的规定"。这样,患者与护士的谈话就结束了。这是一种封闭式谈话,护士只能获取少量信息。如果改变问话方式,谈话就会进行下去,并且能获取更多信息。

护士:"按医院规定是不能留陪护的,请问你为什么想留陪护?"患者:"我明天手术,心里有些紧张,希望家属能陪伴我。"这样,护士就可以获得患者紧张的信息,并采取相应措施来缓解患者的紧张情绪。

3.学会询问

在医疗护理实践中护士可向患者提出一些问题,并采用鼓励的语言促使患者把自己的真实感受讲出来,询问可帮助医护人员获取信息,以保证医疗护理措施的有效进行。

(四)其他常用护患沟通策略

1.了解患者的价值观、情感和态度

患者的文化程度、生活环境、文化背景、信仰和价值观,直接影响患者对某些事件的看法和采取的行为。护士只有在充分了解患者情况的基础上,才能与患者进行良好的沟通,避免误解。

2.尊重患者

每个患者都有尊严,护士应该以礼貌、尊重的态度对待他们,以真心、爱心赢得患者的信任。尊重患者是与患者进行良好沟通并建立良好护患关系的先决条件。病重或视力差的患者,存在生活部分或完全不能自理等问题,易产生孤独、焦虑、自卑的感觉,护士应主动关心患者,多与其沟通,了解和满足患者的需要。

3.掌握谈话节奏

不同的患者,其谈话和反应的节奏不同,有快有慢,护士应根据患者的具体情况把握沟通的节奏,尽量与患者保持一致,而不能强迫患者与护士保持一致。如与某患者的沟通一直都很顺利,按计划今天护士要与患者进行某个问题的沟通,但患者拒绝回答,或干脆不理睬。这时,护士就要考虑是否交谈进行得太快,是否应该调整谈话节奏或进程。

4.合理分配时间

与患者的沟通需要进行时间安排,如果是比较正式的沟通,如对患者进行评估,进行健康教育,则要有一定的时间计划。如这个话题将要花多长时间,是否需要事先约定。如对糖尿病患者实施胰岛素的自我注射方法教育,在时间安排上要注意与主要的治疗和其他护理的时间错开,有足够的时间实施教育计划而不被打断,才能保证健康教育顺利进行。

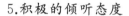

5.积极的倾听态度

护士认真、积极的倾听态度,表示出对患者的谈话感兴趣,愿意听患者诉说,是鼓励患者继续交谈下去的动力。如果是正式谈话,需事先安排合适的时间,不要让其他事情分散自己的注意力。仔细倾听患者的诉说,不轻易打断患者的陈述。护士应用自己的眼睛、面部表情、话语传递出对患者的关注。在与患者交谈的过程中,护士应注意观察患者的面部表情、姿势、动作、说话的语调等,有时患者的肢体语言更能表达患者的真实意思。沟通中最重要的技巧是关注对方,关注患者的需要,而不是关注护士的需要。谈话过程中注意不要有东张西望和分散注意力的小动作,如不停地看表、玩弄手指或钥匙等,这些会使对方认为你心不在焉,影响沟通的进行。同时,护士应及时回应患者,对视力好或有残余视力的患者,可用点头等肢体语言示意;对视力差的患者应给予口头上的反应,如"是吗""你说得对"等话语,以促进沟通的继续进行。

6.传递温暖的感觉

护士在与患者沟通时,尽量在各方面使患者感到舒适,如安排谈话的时间、地点,选择合适的沟通方式等。在日常护理工作中,护士应表现出愿意与患者接触、愿意帮助他,关心他的行为和态度,使患者感到被尊重、被关心和被重视。真诚对待患者,赢得患者的信任。护患之间只有建立较深的信任感,才能达到较高层次的沟通。

7.巧用非语言沟通

护士的手势、面部表情、语调等也能传递出对患者的关心和对沟通的关注等信息。在患者行走时搀扶他(她),痛苦时抚慰他(她),紧张时握住他(她)的双手,以及帮助患者整理用物,将其用物放在患者易于取拿之处,这些行为都是无声的语言,传递着护士的关心和爱心。

8.注意观察患者的非语言表达方式

护士可通过观察患者的面部表情、姿势、眼神等,了解患者的真实信息。患者可能并没有用语言表达自己的情绪,但从患者的表情中护士也可以得到一些信息,如从患者捂住腹部的姿势上,护士能判断出患者可能有腹部不适等。

9.保护患者的隐私

如谈话的内容涉及患者的隐私,不要传播给与治疗和护理无关的医务人员,更不能当笑料或趣闻四处播散。如有必要转达给他人时,应告诉患者并征得其同意。如患者告诉护士她的人工流产情况,若与治疗方案的选择有关,需转告医师时,护士要向患者说明将把这一信息告诉医师并解释转告医师的必要性。

10.理解患者的感觉

人是经验主义的,对于人和事的理解高度依赖于自己的直接经验。人的思维常常以自我为中心,没有切身体验过的事往往觉得难以理解。只有当别人经历的情感是自己曾经体验过或正在体验的,才能真正理解。因此,自我经验的丰富无疑是护士理解和同情患者的前提。但是,由于受年龄、阅历和生活视野等因素的限制,人们亲身体验、亲眼所见的事物总是不够的,这就需要靠"移情"来补偿。移情不是指情感的转移,而是对人更高一层的理解与同情。它的含义包括:①用对方的眼光来看待对方的世界。②用对方的心灵来体会对方的世界。在护理队伍中,绝大多数护士都不曾体会疾病缠身对人的身心折磨,也未曾遭遇更多的人生坎坷与磨难,故对患者的某些要求及表现缺乏同情和理解。如果我们能设身处地地从患者的角度理解患者的疾苦,倾听他们的诉说并给予真诚的关怀,就能使护理工作更有成效。

11.对患者的需要及时做出反应

在绝大多数情况下,护士与患者交谈都带有一定的目的性。患者的一般需要和情感需要将得到回应。如患者诉说某处疼痛,护士应立即评估患者的疼痛情况,并给予及时处理;如问题严重,护士不能单独处理时,应及时通知医师进行处理,不能因有其他事情而怠慢患者。

12.向患者提供健康相关的信息

在护理活动中,护士应尽量利用和患者接触的时间,向患者提供健康相关的信息,解答患者的疑问。在向患者提供信息时,应使用通俗易懂的语言,尽量不用或少用医学专业术语。

对一时不能解答的问题,护士应如实告诉患者,并及时、努力地寻求答案,切忌对患者说谎或胡乱解答,对一些可能医师才了解的信息,护士可告诉患者会去问医师,或建议患者直接去问医师。

第二章　给药与标本采集技术

第一节　静脉血标本采集

一、目的

（1）留取全血标本。

（2）留取血清标本。

（3）留取血培养标本，培养检测血液中的病原菌。

二、评估

（一）评估患者

（1）双人核对医嘱。

（2）核对患者床号、姓名、病历号和腕带（请患者自己说出床号和姓名）。

（3）评估患者寒战或发热的高峰时间。

（4）评估患者病情和年龄、临床诊断、抗生素使用情况、意识状态和配合能力。

（5）评估穿刺部位皮肤、血管状况和肢体活动度。

（6）向患者解释操作目的、方法、注意事项和指导患者配合。

（二）评估环境

安静整洁，宽敞明亮。

三、操作前准备

（一）人员准备

仪表整洁，符合要求。洗手，戴口罩。

(二)物品准备

治疗车上层放置治疗盘(内置无菌棉签、安尔碘、排液小碗)、止血带、采血垫巾、一次性注射器2支或真空采血器2套、血培养瓶1个或一次性真空血培养瓶1个、血培养单、快速手消毒剂,按需要准备酒精灯、火柴,以上物品符合要求,均在有效期内。治疗车下层放置医疗废物桶、生活垃圾桶、锐器盒。

四、操作程序

(一)核对患者信息

携用物推车至患者床旁,操作者拿化验单、标本容器与患者核对床号、姓名、病历号和腕带(请患者自己说出床号和姓名)。

(二)协助患者摆好体位

协助患者取安全舒适体位,暴露穿刺部位,穿刺部位下方铺采血垫巾,取出止血带垫于穿刺部位下方。

(三)消毒皮肤

取出干棉签,常规消毒皮肤,消毒后的棉签置于医疗废物桶内。

(四)放置止血带

系好止血带,止血带距进针部位7.5~10.0 cm。

(五)注射器采血

(1)持一次性注射器,按将针头旋紧。

(2)取一根干棉签夹于右手中指与环指间备用。

(3)再次核对患者床号和姓名。

(4)右手持注射器,嘱患者握拳,穿刺,抽血,按静脉注射法行静脉穿刺,见回血后抽取所需血量。

(5)抽血完毕,松止血带,嘱患者松拳,迅速拔出针,按压局部1~2分钟。

(6)将血液注入标本容器。

全血标本:取下针头,将血液沿管壁缓慢注入盛有抗凝剂的试管内,使血液与抗凝剂充分混匀。

血清标本:取下针头,将血液沿管壁缓慢注入干燥试管内。

血培养标本:先除去密封瓶铝盖中心部分,常规消毒瓶塞,更换针头后将血液注入瓶内,轻轻摇匀。如有培养瓶需要打开瓶盖注入血液:点燃酒精灯,血培养的瓶口在酒精灯火焰上消毒,取下针头后将血液缓缓注入标本容器,旋紧瓶塞,轻轻摇匀。

(六)用物处理

(1)棉签放于医疗废物桶内,针头直接放入锐器盒内,将采血器浸泡于含有效氯 500 mg/L 的消毒液中。

(2)对折取出止血带与垫巾,垫巾放入生活垃圾桶,将止血带浸泡于含有效氯 500 mg/L 的消毒液中。

(七)协助患者恢复体位

协助患者恢复舒适体位,整理床单位,呼叫器放于患者枕边,并做好解释工作。

(八)穿刺后消毒

快速手消毒剂消毒双手,推车回治疗室,整理用物。

(九)送检

洗手,脱口罩,及时送检血标本。

五、注意事项

(1)严格执行查对制度和无菌操作制度。

(2)血培养瓶应在室温下避光保存。

(3)根据是否使用过抗生素,准备合适的需氧瓶和厌氧瓶。

(4)间歇性寒战者应在寒战或体温高峰前取血;当预测寒战或高热时间有困难时,应在寒战或发热时尽快采集血培养标本。

(5)已使用过抗生素治疗的患者,应在下次使用抗生素前采取血培养标本。

(6)血标本注入厌氧菌培养瓶时,注意勿将注射器中空气注入瓶内。

(7)两次血培养标本采集时间至少间隔 1 小时。

(8)经外周穿刺的中心静脉导管采取血培养标本时,每次至少采集 2 套血培养,其中 1 套从独立外周静脉采集,另一套从导管采集。2 套血培养的采血时间必须接近(<5 分钟),并做好标记。

(9)一次性真空血培养瓶的采集方法同真空静脉采血方法。

第二节　咽拭子标本采集

一、目的

取咽部和扁桃体分泌物做细菌培养或病毒分离,以协助诊断。

二、评估

(一)评估患者

(1)双人核对医嘱,标签贴于标本容器上。

(2)核对患者床号、姓名、病历号和腕带(请患者自己说出床号和姓名)。

(3)评估患者的病情、意识状态、治疗情况、心理状态和配合能力。

(4)向患者和家属解释标本采集的目的、方法、注意事项和配合要点。

(二)评估环境

安静整洁,宽敞明亮,室温适宜,光线充足。

三、操作前准备

(一)人员准备

仪表整洁,符合要求。洗手,戴口罩。

(二)物品准备

治疗车上层放置无菌咽拭子培养管、酒精灯、火柴、压舌板(必要时使用)、手电筒、化验单、快速手消毒剂,以上物品符合要求,均在有效期内。治疗车下层放置生活垃圾桶、医疗废物桶。

四、操作程序

(1)携用物推车至患者床旁,操作者拿化验单与患者核对床号、姓名、病历号和腕带(请患者自己说出床号和姓名)。

(2)协助患者取安全舒适体位。

(3)点燃酒精灯,嘱患者张口发"啊"音,暴露咽喉,用培养管内的消毒长棉签擦拭两侧腭弓和咽、扁桃体上的分泌物。

(4)试管口在酒精灯火焰上消毒,然后将留取好标本的棉签快速插入试管中,塞紧。

（5）再次核对患者床号和姓名。

（6）快速手消毒剂消毒双手,推车回治疗室,及时送检。

（7）洗手,按要求书写护理记录单。

第三节 痰标本采集

一、目的

(一)常规痰标本

检查痰液中的细菌、虫卵或癌细胞等。

(二)痰培养标本

检查痰液中的致病菌,为选择抗生素提供依据。

(三)24小时痰标本

检查24小时的痰量,并观察痰液的性状,协助诊断或做浓集结核分枝杆菌检查。

二、评估

(一)评估患者

（1）双人核对医嘱。核对化验条码后贴在标本瓶上。

（2）评估患者的病情、治疗、排痰情况和配合程度。

（3）评估患者口腔黏膜有无异常。

（4）观察痰液的颜色、性质、量、分层、气味、黏稠度和有无肉眼可见的异常物质等。

（5）向患者解释操作目的、方法、注意事项和指导患者配合。

(二)评估环境

安静整洁,宽敞明亮,必要时遮挡。

三、操作前准备

(一)人员准备

仪表整洁,符合要求。洗手,戴口罩。

(二)物品准备

治疗车上层放置的物品:根据检验目的的不同,准备痰盒或无菌痰盒、漱口溶液或广口大容量集痰瓶、漱口杯、快速手消毒剂。如患者无力咳嗽或不合作者,准备集痰器、吸引器、吸痰管、一次性无菌手套.以上物品符合要求,均在有效期内。治疗车下层放置生活垃圾桶、医疗废物桶。

四、操作程序

(一)核对患者信息

携用物推车至患者床旁,操作者拿化验单与患者核对床号、姓名、病历号和腕带(请患者自己说出床号和姓名)。

(二)协助患者摆好体位

协助患者取安全舒适体位。

(三)收集痰标本

1.常规标本

(1)自行咳痰采集法:晨痰为佳,用冷开水漱口,深吸气数次后用力咳出气管深部痰液置于痰盒中,标本量不少于 1 mL。痰量少或无痰患者可用 10% 盐水雾化吸入后,将痰液咳出。

(2)无力咳痰或不合作者:取合适体位,叩击患者胸背部,集痰器分别连接吸引器和吸痰管吸痰,置痰液于集痰器中。

2.痰培养标本

(1)自行咳痰采集法:晨起、漱口,深呼吸数次后用力咳出气管深处的痰液置于无菌痰盒。

(2)无力咳痰或不合作者:取合适体位,叩击患者胸背部,集痰器分别连接吸引器和吸痰管吸痰,置痰液于集痰器中。

3.24 小时痰标本

(1)晨起(7 时)漱口后第一口痰起至次晨(7 时)漱口后第一口痰止。在广口集痰瓶内加入少量清水。患者起床后漱口后第一口痰液开始留取,至次日晨起床后最后一口痰结束,全部痰液留入集痰瓶内,记录痰标本总量、外观和性状。

（2）无力咳痰或不合作者:患者取适当半卧位,先叩击患者背部,然后将集痰器与吸引器连接,抽取痰液 2～5 mL 于集痰器内。

（四）再次核对患者信息

再次核对患者床号和姓名。

（五）送检

快速手消毒剂消毒双手,推车回治疗室,及时送检。

（六）记录

洗手,按要求书写护理记录单。

五、注意事项

（1）除 24 小时痰培养标本外,痰液收集时间宜选择在清晨。

（2）查痰培养和肿瘤细胞的标本应及时送检。

（3）告知患者避免唾液、漱口水、鼻涕等混入痰中。

第四节　尿培养标本采集

一、目的

明确尿液中致病菌,为临床诊断和治疗提供依据。

二、评估

（一）评估患者

（1）双人核对医嘱。

（2）核对患者床号、姓名、病历号和腕带(请患者自己说出床号和姓名)。

（3）评估患者病情和年龄、临床诊断、意识状态和配合能力。

（4）评估患者排尿时间和次数,目前是否使用抗生素。

（5）向患者解释操作目的、方法、注意事项和指导患者配合。

（二）评估环境

安静整洁,宽敞明亮,必要时遮挡。

三、操作前准备

(一)人员准备

仪表整洁,符合要求。洗手,戴口罩。

(二)物品准备

治疗车上层放置碘伏、无菌治疗盘、棉球、无菌标本瓶、酒精灯、火柴、持物钳、一次性手套,以上物品符合要求,均在有效期内。治疗车下层放置生活垃圾桶、医疗废物桶。

四、操作程序

(1)携用物推车至患者床旁,操作者拿化验单与患者的床号、姓名、病历号和腕带(请患者自己说出床号和姓名)。

(2)嘱患者用清水、肥皂清洁外阴。

(3)用 0.05% 碘伏溶液将无菌治疗盘中的棉球浸湿,放置于无菌盘中备用。

(4)护士关闭门窗,拉好隔帘,注意保护患者隐私。

(5)嘱患者平卧位,双腿屈起外展暴露会阴部。护士为患者进行局部消毒 2 次,并注意患者保暖。

(6)点燃酒精灯,护士戴一次性手套用持物钳夹住无菌标本瓶,消毒标本瓶瓶口,嘱患者排一部分尿于便盆中,护士持无菌瓶留取患者中段尿液,尿量大于 10 mL。燃烧瓶口消毒后盖紧瓶盖,立即送检。

(7)安置好患者,协助患者穿衣保暖。

(8)快速手消毒剂消毒双手,推车回治疗室,整理用物。

五、注意事项

(1)严格执行无菌操作。

(2)尿液收集要新鲜,放置时间不宜超过 1 小时,否则会产生大量细菌,出现假阳性。

(3)膀胱内尿液停留时间短(<6 小时),或饮水太多稀释了尿中细菌,会影响结果的准确性。

(4)中段尿收集不符合标准:外阴消毒对尿培养影响很大,消毒液过多而混入尿标本,抑制了细菌生长,出现假阴性结果。留取尿液时瓶口不要被会阴部皮肤污染。

(5)尿培养前曾使用抗菌药物,可出现假阴性。

(6)采集尿液,最好留清晨第一次尿液。

第五节 皮 下 注 射

一、目的

(1)注入小剂量药物,用于不宜口服给药而需在一定时间内发生药效时。

(2)预防接种。

(3)局部供药,如局部麻醉用药。

二、评估

(一)评估患者

(1)双人核对医嘱。

(2)核对患者床号、姓名、病历号和腕带(请患者自己说出床号和姓名)。

(3)评估患者病情、意识状态、配合能力、用药史、过敏史等。

(4)向患者解释操作目的和过程,取得患者配合。

(5)查看注射部位皮肤情况(皮肤颜色,有无皮疹、感染)。

(6)协助患者取舒适坐位或卧位。

(二)评估环境

安静整洁,宽敞明亮,必要时遮挡。

三、操作前准备

(一)人员准备

仪表整洁,符合要求。洗手,戴口罩。

(二)按医嘱配制药液

(1)操作台上放置注射盘、纸巾、无菌治疗巾、无菌镊子、2 mL 注射器、医嘱用药液、安尔碘、75%酒精、无菌棉签。

(2)双人核对药液标签、药名、浓度、剂量、有效期、给药途径。

(3)检查瓶口有无松动,瓶身有无破裂,药液有无混浊、沉淀、絮状物和变质。

(4)检查注射器、安尔碘、75%酒精、无菌棉签等,包装有无破裂,是否在有效期内。

(5)按正规操作抽吸药液,并贴好标识,置于无菌盘内。

(6)再次核对药液,记录时间并签字。

(三)物品准备

治疗车上层放置无菌盘(内置抽吸好的药液)、治疗盘(内置安尔碘、75%酒精)、注射单、快速手消毒剂,以上物品符合要求,均在有效期内。治疗车下层放置生活垃圾桶、医疗废物桶、锐器盒。

四、操作程序

(1)携用物推车至患者床旁,核对床号、姓名、病历号和腕带(请患者自己说出床号和姓名)。

(2)根据注射目的选择注射部位:上臂三角肌下缘、两侧腹壁、后背、大腿前侧和外侧等。

(3)常规消毒皮肤,待干。

(4)二次核对患者床号、姓名和药名。

(5)排尽空气,取干棉签夹于左手示指与中指之间。

(6)一手绷紧皮肤,另一手持注射器,示指固定针栓,针头斜面向上,与皮肤成 30°~40°角(过瘦患者可捏起注射部位皮肤,并减少穿刺角度)快速刺入皮下,深度为针梗的 1/2~2/3;松开紧绷皮肤的手,抽动活塞,如无回血,缓慢推注药液。

(7)注射完毕用无菌干棉签轻压针刺处,快速拔针后按压片刻。

(8)再次核对患者床号、姓名和药名,注射器按要求放置。

(9)协助患者取舒适体位,整理床单位,并告知患者注意事项。

(10)快速手消毒剂消毒双手,记录时间并签字。

(11)推车回治疗室,按医疗废物处理原则处理用物。

(12)洗手,根据病情书写护理记录单。

五、注意事项

(1)遵医嘱和药品说明书使用药品。

(2)长期注射者应注意更换注射部位。

(3)注射中、注射后观察患者不良反应和用药效果。

(4)注射<1 mL 药液时须使用 1 mL 注射器,以保证注入药液剂量准确无误。

(5)持针时,右手示指固定针栓,但不可接触针梗,以免污染。

(6)针头刺入角度不宜超过 45°,以免刺入肌层。

(7)尽量避免应用对皮肤有刺激作用的药物做皮下注射。

(8)若注射胰岛素时,需告知患者进食时间。

第六节 输液泵使用

一、目的

(1)精确控制单位时间内静脉输液的量。

(2)持续监测静脉输液过程中的各种异常情况,提高输液安全性。

二、评估

(一)评估患者

(1)双人核对医嘱。

(2)核对患者床号、姓名、病历号和腕带(请患者自己说出床号和姓名)。

(3)评估患者病情和年龄,意识状态和配合能力。

(4)评估患者穿刺部位皮肤和血管情况:皮肤完整,血管有弹性。

(5)向患者解释操作目的和过程,取得患者配合。

(6)询问患者是否需要去卫生间。

(7)备好输液架于床旁,并告知患者下床时注意安全。

(二)评估环境

安静整洁,宽敞明亮;床旁有电源,电源设备完好。

三、操作前准备

(一)人员准备

仪表整洁,符合要求。洗手,戴口罩。

(二)输液泵检查

接通输液泵电源,检查输液泵处于完好备用状态。核对根据医嘱所配制的药液,药液包装完好,无混浊、无沉淀,在有效期内。

(三)药液配制

遵医嘱配制药液。

(四)物品准备

治疗车上层放置输液泵、药液袋、治疗盘(内置安尔碘、无菌棉签、输液胶贴、排液用小碗、备用输液器和头皮针各 1 套)、止血带、输液垫巾、快速手消毒剂、输液巡视卡。以上物品符合要求,均在有效期内。治疗车下层放置医疗废物桶、生活垃圾桶、锐器盒、含有效氯 500 mg/L 的消毒液桶。

四、操作程序

(1)携用物推车至患者床旁,核对患者床号、姓名、病历号和腕带(请患者自己说出床号和姓名)。

(2)将输液泵固定在输液架上,接通电源。

(3)将输液袋挂在输液架上,取下输液器外包装,取出输液器,排气管弃于锐器盒内,输液袋外包装弃于生活垃圾桶内。拧紧头皮针与输液器连接处,打开水止,常规排气通过过滤器至输液器头皮针上方,关闭水止。

(4)打开输液泵门,将茂菲氏滴管下段输液管部分正确安装在输液泵内,关闭输液泵门。

(5)打开输液泵电源开关,根据医嘱调节输液速度和预定输液量(经双人核对)。

(6)备好输液胶贴于治疗盘内侧,协助患者取舒适卧位。

(7)暴露患者穿刺部位皮肤,将输液垫巾垫于穿刺部位下方,取出止血带垫于穿刺部位下方,系好止血带,止血带位于穿刺点上方 7.5~10.0 cm 处。

(8)安尔碘棉签消毒穿刺部位皮肤,以穿刺点为中心,由内向外螺旋式旋转擦拭消毒皮肤,直径>5 cm,棉签用后弃于医疗废物桶内。

(9)再次核对患者床号、姓名和药名。

(10)松开水止,撤去头皮针护帽弃于生活垃圾桶内,启动输液泵,排净输液器下端气体于小碗内,暂停输液泵。

(11)嘱患者握拳,使静脉充盈,绷紧穿刺部位皮肤进针,见回血后再将针头沿静脉送入少许,松开止血带,嘱患者松拳。

(12)护士以拇指固定头皮针翼,用第 1 条胶贴固定头皮针翼,启动输液泵,再取一条带无菌敷料的胶贴贴于穿刺点处,第 3 条胶贴固定好过滤器上方的输液器,第 4 条胶贴固定盘好的头皮针导管,4 条胶贴平行贴放,不得重叠。

(13)将输液垫巾与止血带对折取出,将垫巾弃于生活垃圾桶,止血带泡入含有效氯 500 mg/L 的消毒液桶内。

(14)再次观察回血,确保输液通畅。整理患者衣物和床单位,观察患者有无输液反应,将呼叫器放于患者枕边。

(15)快速手消毒剂消毒双手,再次核对患者床号、姓名和药名,书写输液巡视卡并签字,将输液巡视卡挂于输液架上。

(16)推车回治疗室,按医疗废物处理原则处理用物。

(17)洗手,在输液卡上签字并记录时间。书写护理记录单。

五、注意事项

(1)正确设定输液速度和其他参数,防止因设定错误延误治疗。

(2)随时查看输液泵的工作状态,及时排除报警、故障,防止液体输入失控。

(3)注意观察患者穿刺部位皮肤情况,防止发生液体外渗,出现外渗及时给予相应处理。

(4)使用输液泵输液时,应先确定输液通畅,然后再输入药物。

第七节　口　服　给　药

一、目的

(1)协助患者遵照医嘱安全、正确地服下药物,从而减轻症状、治疗疾病,维持正常生理功能。

(2)协助诊断和预防疾病。

二、评估

(一)评估患者

(1)双人核对医嘱。

(2)核对床号、姓名、病历号和腕带(请患者自己说出床号和姓名)。

(3)评估患者病情、意识状态,是否留置鼻胃管,有无吞咽困难、呕吐、禁食,生命体征和血糖情况等。

(4)评估患者对服药相关知晓、心理反应和合作程度。

(二)评估环境

安静整洁,宽敞明亮。

三、操作前准备

(一)人员准备

仪表整洁,符合要求。洗手、戴口罩。

(二)物品准备

发药车上层放置口服药单、药盘、药物、药杯(必要时准备药匙、量杯、滴管、吸水管等)、温开水、治疗巾,以上物品符合要求,均在有效期内。发药车下层放置生活垃圾桶、医疗废物桶、含有效氯 500 mg/L 的消毒液桶。

四、操作程序

(1)按发药时间携用物推车至患者床旁,将口服药单与床号、姓名、病历号和腕带核对(请患者自己说出床号和姓名)。

(2)协助患者取舒适体位,保证水温适宜,再将口服药发给患者。

(3)协助患者服药,并确认患者服下。

(4)发药后,应再次核对口服药单和患者信息,在发药单上签名和发药时间。

(5)告知患者服药后的注意事项,如有不适及时呼叫,将信号灯放在触手可及处。

(6)将使用后的口服药杯放进含有效氯 500 mg/L 的消毒液桶内。

(7)快速手消毒剂消毒双手,推车回治疗室,按医疗废物分类处理原则处理用物。

五、注意事项

(1)注意药物之间的配伍禁忌。

(2)用温开水而不用茶水服药。

(3)对牙齿有腐蚀作用的药物应用吸水管吸服后漱口。

(4)吞服缓释片、肠溶片、胶囊时不可嚼碎。

(5)舌下含片应放舌下或两颊黏膜与牙齿之间待其溶化。

(6)一般情况下,健胃药宜在饭前服,助消化药和对胃黏膜有刺激性的药物宜在饭后服,催眠药在睡前服,驱虫药在空腹或半空腹状态下服用。

(7)抗生素和磺胺类药物需在血液内保持有效浓度,应准时服药。

（8）服用对呼吸道黏膜起安抚作用的药物后不宜多饮水。

（9）某些磺胺类药物经肾脏排出，尿少时易析出结晶堵塞肾小管，服药后多饮水。

（10）服强心苷类药物时需加强对心率与心律的监测，脉率低于60次/分或节律不齐时应暂停服用，并告知医师。

（11）不能吞咽的患者和鼻饲患者，将药研碎后溶解，从胃管注入，注入前后用少许温开水冲净胃管，并记录。

（12）当患者外出不在病房时，在其床头桌上放置提示牌，提醒患者回病室后与护士联系，及时补发并在相应位置上签字，补发药物时核对过程同发药程序。

第三章　内科疾病的护理

第一节　急性冠脉综合征

急性冠脉综合征（acute coronary syndrome，ACS）指冠状动脉粥样硬化性心脏病（简称冠心病）中急性发病的临床类型，包括不稳定型心绞痛（UA）、非 ST 段抬高型心肌梗死（NSTEMI）和 ST 段抬高性心肌梗死（STEMI）。前两者合称为非 ST 段抬高型 ACS，约占 3/4；后者称为 ST 段抬高型 ACS，约占 1/4。ACS 有共同的病理生理机制，视心肌缺血程度、范围和侧支循环形成速度的不同，临床表现也不同。主要临床表现为持久而剧烈的胸痛、心电图进行性衍变和血清心肌酶的增高，常有心律失常、心力衰竭和（或）休克，甚至猝死。需要指出的是，ACS 是由危险程度和预后不同的一系列临床表现组成，也可能是疾病进展的不同阶段，其中 UA 和 NSTEMI 若未及时治疗，可能进展成 STEMI。

一、病因

ACS 是在冠状动脉粥样硬化的基础上，由于斑块溃疡、破裂、脱落及血栓形成等冠脉自身因素，以及夹层、经皮冠状动脉介入治疗（percutaneous coronary intervention，PCI）等非冠状动脉粥样硬化因素，导致冠状动脉血流量不能满足心肌代谢的需要，从而引起的心肌急剧性缺血缺氧。

冠状动脉粥样硬化发展过程可分为 4 期。①无症期：从较早的病理变化开始到动脉粥样硬化形成，但尚无器官或组织受累的临床表现。②缺血期：因血管狭窄、器官缺血而产生相应症状。③坏死期：因血管内血栓形成或管腔闭塞而产生器官组织坏死相应症状。④硬化期：长期缺血，器官组织硬化（纤维化）和萎缩而引起相应症状。

二、病理生理

ACS 具有共同的病理生理基础,即由动脉粥样硬化斑块(主要是不稳定斑块)破裂导致血栓形成,进而引起冠状动脉部分或完全阻塞。病变血管供应的心肌受损情况取决于冠状动脉阻塞的时间与程度及侧支循环情况。阻塞时间短,未发生心肌坏死,心电图呈一过性脑缺血改变,临床诊断为 UA;阻塞时间长,发生心肌坏死并伴有心肌标志物升高,心电图呈持续性缺血改变,临床诊断为 NSTEMI,若伴有 ST 段抬高则临床诊断为 STEMI。患者在发作前,常常有心率增快、血压升高,心肌处于相对缺血缺氧状态。发作时则伴有心肌收缩力和收缩速度下降、整体收缩不协调、局部心室壁收缩减弱,心排血量减少,射血分数减低。ACS 严重程度与梗死部位、范围和程度密切相关。大面积心肌梗死可发生急性肺水肿或心源性休克。在心肌梗死发生后数周,会出现舒张末期容积的增加、梗死范围增大及心室扩大等。

不稳定斑块的特点:①细胞外脂质核体积大;②纤维帽薄而不均匀,胶原含量和平滑肌细胞数量减少,局部有慢性炎症细胞浸润;③斑块内膜表面可有不同程度的糜烂、剥脱、裂缝和溃疡。

稳定斑块特点:①细胞外脂质核体积相对较小;②纤维帽厚而均匀,局部有较多的胶原成分和平滑肌细胞,而巨噬细胞较少。

不稳定斑块容易引起严重的心血管疾病,其发生概率远高于稳定斑块。

三、临床表现

ACS 多发于冬、春季节,大部分患者发病前存在剧烈运动、情绪激动、饱食等明确的诱因,但也有部分患者无明确诱因,于静息状态下或夜间发生。

(一)局部症状

ACS 患者通常表现为胸痛、胸闷,伴或不伴心悸、烦躁、出汗、濒死感等;不典型表现包括牙痛、咽部不适、呼吸困难等。重症者可出现急性心力衰竭和休克等。老年人、心功能不全和糖尿病患者的临床表现常不典型。

(二)全身症状

病情重的 ACS 患者除了局部症状外,还伴有发热(多为低热)、心动过速,恶心呕吐、上腹胀痛,以及低血压、休克等全身症状,急性心肌梗死患者的全身症状相对多见且程度较重。

(三)体征

大多数 ACS 患者无特异性体征,部分患者可出现面色苍白、皮肤湿冷、颈静脉怒张、心脏杂音等非特异性体征。

四、辅助检查

(一)心电图

发病时的心电图与正常状态下对比,可提高诊断的准确率。

1.UA 和 NSTEMI

UA 和 NSTEMI 多表现为 2 个及以上相邻导联 ST 段下移≥0.1 mV,伴 ST-T 动态改变。

2.STEMI

ST 段抬高呈弓背向上型,T 波倒置,可伴病理性 Q 波形成。

(二)心肌标志物

1.肌钙蛋白 I 或肌钙蛋白 T

肌钙蛋白因其高度的敏感性和特异性成为首选的心肌标志物。肌钙蛋白 I 于心肌梗死后 4～6 小时开始升高,11～24 小时达高峰,约 1 周后降至正常;肌钙蛋白 T 于心肌梗死后 3～4 小时开始升高,24～48 小时达高峰,10～14 天降至正常。胸痛发作 6 小时以内检测结果阴性的患者,需在 6～12 小时后再次检测。

2.肌酸激酶同工酶(CK-MB)

CK-MB 在心肌梗死后 4～6 小时内开始升高,16～24 小时达高峰,3～4 天恢复正常。

肌钙蛋白:肌钙蛋白由 T、C、I 三个亚基构成,和原肌球蛋白一起,调节钙离子对横纹肌动蛋白 ATP 酶的活性,进而调节肌动蛋白和肌球蛋白的相互作用。当心肌损伤后,心肌肌钙蛋白复合物释放到血液中,4～6 小时后,开始在血液中升高,升高的肌钙蛋白 I 能在血液中保持很长时间(6～10 天)。肌钙蛋白 I 具有较高的心肌特异性和灵敏度,所以肌钙蛋白 I 已成为目前理想的心肌坏死标志物之一。

(三)超声心动图

超声心动图作为常规使用的检查手段,其可提示室壁节段性运动异常、射血分数减低等,有利于了解心肌缺血区域、发现机械性并发症、评估心脏整体功能、选择治疗策略及判断预后。

(四)冠状动脉造影

冠状动脉造影是在解剖学水平评价冠状动脉病变的影像学"金标准",对于NSTE-ACS高危患者及STEMI的早期患者,建议尽早行介入治疗。冠状动脉造影能有效评估冠状动脉病变的有无、严重程度和病变范围,并在此基础上进行介入治疗;也能评价经皮冠状动脉介入治疗和冠状动脉旁路移植术(coronary artery bypass graft,CABG)的术后效果。对于存在碘或造影剂过敏,严重心、肺、肝、肾功能不全及电解质紊乱的患者应谨慎或禁忌使用。另外,要注意针对假性动脉瘤、动静脉瘘、前臂血肿及血管迷走反应等常见造影剂并发症的预防和处理。

(五)冠状动脉计算机体层血管成像

计算机体层血管成像(computed tomography angiography,CTA)作为一项无创性检查,相对于冠状动脉造影具有操作要求低、费用相对较低,且能在短期内重复检查等优点。另外,冠状动脉CTA能显示常规造影不能显示的管壁病变、纤维钙化斑块及密度低的斑块,并能清晰显示病灶的起源和心脏解剖异常、造影不成功的冠状动脉。主要适用于症状不典型的胸痛患者,PCI和CABG术后复查患者。碘过敏者为绝对禁忌,严重心、肾功能不全,心律不齐及冠状动脉重度钙化的患者为相对禁忌。

五、护理

(一)一般护理

(1)执行内科一般护理常规。

(2)卧位与休息:UA和NSTEMI患者应住冠心病监护室,患者应立即卧床休息12～24小时,给予心电监护。保持环境安静,应尽量对患者进行必要的解释和鼓励,使其能积极配合治疗,消除焦虑和紧张,遵医嘱应用小剂量镇静剂和抗焦虑药物,使患者得到充分休息和减轻心脏负担。患者病情稳定或血运重建,症状得到控制后,应鼓励其早期活动,活动量的增加应循序渐进。下肢做被动运动可防止静脉血栓形成。

(二)饮食护理

患者在最初2～3天的饮食应以流质为主,以后随着症状减轻而逐渐增加易消化的半流质,宜少食多餐,避免过饱。钠盐和液体的摄入量应根据汗量、尿量、呕吐量及有无心力衰竭进行适当调节。避免浓茶、咖啡及辛辣刺激性食物。戒烟限酒。保持大便通畅,便时避免用力,如便秘可给予缓泻剂。

(三)用药护理

1.抗栓治疗

抗栓治疗可预防冠状动脉内进一步血栓形成,促使内源性纤维蛋白溶解酶活性升高,溶解血栓和减少冠状动脉狭窄程度,从而可减少事件进展的风险和预防冠状动脉完全阻塞。抗栓治疗包括抗血小板和抗凝两部分。在给予抗血小板治疗时应遵医嘱给予阿司匹林,用药前应首先获取患者完整的病史和用药史,有严重肝脏、肾脏疾病的患者应慎用。阿司匹林通过抑制血小板环氧化酶,可降低ACS患者的短期和长期病死率。若无禁忌证,所有ACS患者应尽早接受阿司匹林治疗,起始负荷剂量为 300 mg,以后改用长期服用小剂量 75～100 mg/d 维持。用药期间注意观察患者有无胃肠道反应和上消化道出血等主要不良反应。对阿司匹林不能耐受的患者,氯吡格雷可替代阿司匹林作为长期的抗血小板治疗。抗凝治疗常用的抗凝药包括普通肝素(UFH)、低分子肝素(LMWH)和比伐卢定等。肝素应用期间应监测血小板计数,以早期检出肝素诱导的血小板减少症。

2.硝酸酯类药物

心绞痛发作时给予患者舌下含服硝酸甘油,用药后注意观察患者胸痛变化情况,如服药后 3～5 分钟仍不缓解可重复使用,每 5 分钟一次,连续 3 次仍未能缓解者,应考虑 ACS 的可能,及时通知医师。对有持续性胸部不适、高血压、急性左心衰竭的患者,应遵医嘱给予硝酸酯类药物静脉滴注,有利于控制心肌缺血的发作。用药期间应观察患者有无症状缓解,监测血压变化,使平均血压降低10%,但收缩压不低于 12.0 kPa(90 mmHg)。控制滴速,并告知患者及家属不可擅自调节滴速,防止发生低血压。部分患者用药后会出现面部潮红、头部胀痛、头晕、心动过速、心悸等不适,应告知患者这是由药物所产生的血管扩张作用导致的,以解除患者顾虑。

3.镇痛剂

如硝酸酯类药物不能使疼痛迅速缓解,应遵医嘱立即给予吗啡,以减轻患者交感神经过度兴奋和濒死感。有使用吗啡禁忌证(低血压和既往过敏史)者,可遵医嘱使用哌替啶替代。用药期间应注意观察患者有无低血压和呼吸抑制的不良反应。如出现低血压,应协助患者平卧,遵医嘱给予静脉滴注 0.9%氯化钠溶液维持血压;如出现呼吸抑制,应遵医嘱给予纳洛酮 0.4～0.8 mg。

(四)并发症护理

1.心力衰竭

心力衰竭主要是急性左心衰竭,可在起病最初几天内发生,或在疼痛、休克好转阶段出现,为梗死后心脏收缩力显著减弱或不协调所致,发生率为32%～48%。观察患者是否出现呼吸困难、咳嗽、发绀、烦躁等症状,严重者可发生肺水肿,随后可发生颈静脉怒张、肝大、水肿等右心衰竭表现。右心室心肌梗死患者开始即出现右心衰竭表现,伴血压下降。

2.猝死

急性期严密观察患者心电监护的变化,及时发现心律失常的发生。当出现心律失常时,立即通知医师,遵医嘱使用利多卡因或胺碘酮等药物处理,警惕室颤或心脏骤停、心脏性猝死的发生。心肌梗死患者在溶栓治疗后24小时内易发生再灌注性心律失常,特别是在溶栓治疗即刻至溶栓后2小时内应设专人床旁心电监护。监测电解质和酸碱平衡状况,当发生电解质紊乱和酸碱平衡失调时更容易并发心律失常。准备好急救药物和抢救设备,除颤仪应处于随时备用状态,当发生室颤时,应立即进行非同步直流电除颤,并立即进行心肺复苏。

(五)病情观察

(1)评估患者疼痛的部位、性质、持续时间、伴随症状及症状有无减轻或消失。UA和NSTEMI胸部不适的部位及性质与典型的稳定性心绞痛相似,但通常程度更重,持续时间更长,可达30分钟,胸痛可在休息时发生。疼痛的特点如下。

部位:主要在胸骨体上段或中下段之后,可波及心前区,有手掌大小范围,甚至横贯前胸,界限不是很清楚。常放射至左肩、左臂内侧,达无名指和小指,或至颈、咽或下颌部。

性质:胸痛常为压迫、发闷或紧缩感,也可有烧灼感,但不尖锐,不像针刺或刀扎样痛,偶伴濒死的恐惧感。发作时,患者往往不自觉地停止活动,而原来可以缓解心绞痛的措施此时变得无效或不完全有效。老年人、女性、糖尿病患者症状可不典型。

(2)给予心电监护,严密监测心率、心律、血压、呼吸、血氧饱和度的变化,明确有低氧血症(动脉血氧饱和度低于92%)或存在左心室功能衰竭的患者,给予吸氧,氧流量2～5 L/min。

(3)连续监测心电图,以发现缺血和心律失常。观察心电图是否有心肌梗死的特征性、动态性变化,对下壁心肌梗死者应加做右胸导联,判断有无右心室梗死。

(4)右心室心肌梗死患者通常表现为下壁心肌梗死伴休克或低血压而无左心衰竭的表现。应在血流动力学监测下静脉输液,直到低血压得到纠正,如肺楔压达 2.0 kPa(15 mmHg),应及时通知医师,遵医嘱停止输液。如低血压未能纠正,可遵医嘱应用正性肌力药物。不能用硝酸酯类药物和利尿剂,它们会降低心脏前负荷,引起严重低血压。伴有房室传导阻滞时,可予以临时起搏。

(六)健康指导

1.改变生活方式

指导患者合理膳食、控制体重、适当运动、戒烟、减轻精神压力,避免诱发因素,告知患者及家属过度劳累、情绪激动、饱餐、寒冷刺激等都是心绞痛发作的诱因,应注意尽量避免。

2.病情自我监测指导

教会患者及家属心绞痛发作时的缓解方法,如停止活动,舌下含服硝酸甘油。胸痛发作频繁、程度较重、时间较长,服用硝酸酯制剂疗效较差时,应及时就医。

3.用药指导

指导患者遵医嘱服药,告知药物的作用和不良反应,并教会患者自测脉搏,硝酸甘油的使用及保存方法等。

4.康复指导

建议患者出院后在医师指导下进行心脏康复训练,循序渐进,逐步改善心脏功能。

5.照顾者指导

心肌梗死是心脏性猝死的高危因素,应教会家属心肺复苏的基本技术。

第二节 心 肌 病

心肌病是由遗传、感染等不同原因引起的,以心肌结构及功能异常为主的一组心肌疾病。原发性心肌病分为 5 种类型,即扩张型心肌病、肥厚型心肌病、致心律失常型右心室心肌病、限制型心肌病和未定型心肌病,临床上以扩张型心肌病最为常见。

一、病因

病因可能与遗传、病毒感染、自身免疫反应、药物中毒和代谢异常等有关。临床表现为心脏增大,急性或慢性心功能不全为主要特征。

二、临床表现

患者首发症状通常是活动后气促,以及易于疲乏、水肿等。

三、治疗

治疗主要以排除病因,控制心力衰竭和心律失常,预防栓塞和猝死为主,也可考虑采取外科心脏移植手术。

四、护理

(一)一般护理

(1)执行一般内科护理常规。

(2)卧位与休息:无明显症状者,可从事轻体力工作,避免剧烈活动,以不引起症状为度,如有心力衰竭、严重心律失常及阵发性晕厥症状,应绝对卧床休息。心力衰竭急性加重期间,协助坐位或半坐位,以减少回心血量,定期更换体位,增加舒适度,预防压疮形成。

(二)饮食护理

给予高蛋白、高维生素、高纤维、易消化饮食。高热者给予营养丰富的流质或半流质饮食,心力衰竭时给予低盐饮食,每餐不宜过饱,以免增加心脏负担。记录出入量,保持大便通畅。

(三)用药护理

(1)遵医嘱给予强心、利尿、抗心律失常药,以及抗凝剂、β受体阻滞剂、血管紧张素转化酶抑制剂(ACEI)或血管紧张素Ⅱ受体阻滞剂(ARB)等,严密观察药物的不良反应。使用洋地黄制剂,观察有无洋地黄中毒反应:如心率突然显著减慢或加速;心律由不规则转为规则,或由规则转为有特殊规律的不规则。扩张型心肌病患者对洋地黄较敏感,易中毒,必要时应使用短效制剂;肥厚型心肌病患者在使用硝酸酯类药物时需要注意排除流出道梗阻的情况,以免使用后病情加重。严格控制输液速度及总量,防止急性肺水肿的发生。

（2）β受体阻滞剂：在有症状的肥厚型心肌病患者中，β受体阻滞剂是首选治疗药物，可控制心室率，降低心肌收缩力，使心室充盈及舒张末期容量最大化，改善心肌顺应性。β受体阻滞剂用于扩张型心肌病伴或不伴心力衰竭的治疗，可减轻症状、预防猝死和改善预后。需从小剂量开始，逐步加量，以达到目标剂量。服药后可出现心率减慢、乏力、口干、胸闷等情况，多数能在治疗一段时间后减轻或消失。二度房室传导阻滞、三度房室传导阻滞、心动过缓者忌用，合并支气管哮喘、心源性休克、严重心力衰竭者禁用。

（3）血管紧张素转化酶抑制剂（ACEI）或血管紧张素Ⅱ受体阻滞剂（ARB）：ACEI具有减轻左心室肥厚的作用，对心功能指标有良好的改善作用，可提高心排血量和运动耐量，并且能够降低肺楔压和外周血管阻力。一般从小剂量开始口服，防止首次应用时发生低血压，逐渐递增，直至达到目标剂量。不良反应主要是刺激性干咳和血管性水肿。高血钾症、双侧肾动脉狭窄和肾功能减退者禁用。血肌酐超过 3 mg/dL 患者需慎用，定期监测血肌酐及血钾水平。对于不能耐受 ACEI 的患者可考虑使用 ARB。

（4）利尿剂：利尿剂能有效改善胸闷、气短和水肿症状。利尿剂应适量使用，从小剂量开始，根据尿量及体重变化调整剂量。剂量不足会出现体液潴留，剂量过大则会出现血容量不足。长期使用利尿剂最常见的不良反应是电解质紊乱，可能引起低血钾或高血钾，后果严重，应密切监测。

（四）并发症的护理

1.心力衰竭

扩张型心肌病的患者对洋地黄耐受性差，使用时尤应警惕发生中毒。严格控制输液速度与输液量，以免发生急性肺水肿。

2.疼痛

观察疼痛的部位、性质、程度、持续时间、诱因等，注意胸痛时候的心率、心律、血压、心电图的变化。胸痛发作时协助患者卧床休息，安慰患者，遵医嘱给药。

（五）病情观察

（1）密切观察血压、脉搏、心率、呼吸变化，观察有无发绀、呼吸困难、水肿等情况。

（2）准确记录出入量，限制摄入过多液体，定期测体重。在利尿剂应用期间，观察患者有无乏力、四肢痉挛等表现，定期复查血液电解质，警惕低钾血症的发生。

(3)水肿患者,加强皮肤的护理。

(六)健康指导

(1)保证充足的睡眠,根据心功能的分级进行活动,合理安排生活。

(2)有晕厥史者避免单独外出,以免发生意外。

(3)注意防寒保暖,防止上呼吸道感染。

(4)坚持按医嘱服用药物,不可擅自停药或增减剂量。

(5)避免不良刺激的影响,保持心情愉快。

(6)有适应证的患者可咨询医师进行器械辅助治疗或心脏移植。

第三节 肺 结 核

肺结核是结核分枝杆菌引起的肺部慢性传染性疾病。结核病可累及全身各系统、各脏器,但以肺结核最为常见。肺结核病的传染源主要是痰中带菌的肺结核患者,尤其是未经治疗者。主要通过咳嗽、打喷嚏、大笑、大声说话等方式把含有结核分枝杆菌的微滴排到空气中,飞沫传播是其主要的传播途径。临床上多呈慢性过程,少数可急起发病,常有低热、盗汗、消瘦、乏力等全身症状及咳嗽、咳痰、咯血等呼吸系统症状。肺结核的治疗包括化学治疗、对症治疗及外科手术治疗。其中以化学治疗为主,化学药物包括杀菌剂和抑菌剂;外科治疗主要适用于化学治疗无效,有厚壁空洞、结核性脓胸、大咯血保守治疗无效者。

一、一般护理

(1)执行内科一般护理常规。

(2)合理安排休息与活动。结核中毒症状明显,有咯血、高热等时需卧床休息;症状减轻及恢复期可进行适量户外活动,以提高机体的抗病能力。要避免劳累,保证充足的睡眠和休息。

(3)根据患者的临床症状执行相应的护理常规,如发热、咳嗽、咳痰、胸痛等。

(4)在标准预防基础上执行空气与飞沫传播的隔离与预防措施。

二、饮食护理

肺结核是一种慢性消耗性疾病,需给予患者高热量、高蛋白、富含维生素的食物,多食肉类、蛋类、牛奶、水果、蔬菜等以满足机体需要,增强机体修复能力和抵抗力。避免烟、酒及辛辣刺激性食物。

三、用药护理

(一)肺结核的化学治疗

整个化学治疗(简称化疗)过程分强化和巩固两期,总疗程一般 6~8 个月。强化期旨在有效杀灭繁殖菌,迅速控制病情;巩固期目的是杀灭生长缓慢的结核分枝杆菌,以提高治愈率,减少复发。结核化学治疗强调早期、联合、适量、规律、全程治疗的原则。

早期:指一旦发现和确诊结核后均应立即给予化学治疗,发挥其最大抗菌作用以迅速控制病情及减少传染性。

联合:指根据病情及抗结核药的作用特点,联合使用两种以上药物,杀死病灶中不同生长速度的菌群,提高疗效,减少和预防耐药菌的产生,增加药物的协同作用。

适量:指严格遵照适当的药物剂量用药。剂量低达不到有效血药浓度,影响疗效,易产生耐药;剂量过大易发生药物不良反应。

规律:指严格按化疗方案的规定用药,不可随意更改方案,不可遗漏或随意中断用药,以避免细菌产生耐药。

全程:指患者必须按治疗方案,坚持完成规定疗程,以提高治愈率和降低复发率。

(二)常用抗结核药物

抗结核药物依据其抗菌能力分为杀菌剂与抑菌剂。异烟肼和利福平在巨噬细胞内外均能达到杀菌浓度,为全杀菌剂。吡嗪酰胺和链霉素为半杀菌剂,吡嗪酰胺能杀灭巨噬细胞内酸性环境中的结核分枝杆菌;链霉素主要杀灭巨噬细胞外碱性环境中的结核分枝杆菌。乙胺丁醇为抑菌剂,与其他抗结核药物联用可延缓其他药物耐药性的发生。

(1)异烟肼(H,INH):成人 300 mg/d,1 次顿服。主要不良反应:可引起中枢神经系统症状和周围神经炎,如头痛、精神兴奋、易怒、欣快感等,以及手脚疼痛、麻木针刺感等,偶有肝功能损害。因此肝功能异常者慎用,服药时避免与抗酸药同时服用,以免影响本药的吸收,同时注意消化道反应、肢体远端感觉及精神状态。如发生周围神经炎可服用维生素 B_6。

(2)利福平(R,RFP):成人 450~600 mg/d,晨空腹顿服;间歇用药为

600～900 mg/d,每周 2 次或 3 次。主要不良反应有肝功能损害,表现为转氨酶升高,严重时伴有黄疸,变态反应,皮肤瘙痒、发红或皮疹。严重者可出现剥脱性皮炎、类流感样综合征,以及寒战、头痛、关节痛等。利福平及其代谢物为橘红色,服药后大小便、眼泪等会呈橘红色。用药中需监测肝功能,观察有无发生变态反应等。注意药物间相互作用,本品可加速口服避孕药、降糖药、茶碱、抗凝血剂等药物的排泄,使药效降低。

(3)链霉素(S,SM):成人 0.75 g/d,肌内注射,每周 5 次;间歇用药为 0.75～1.00 g/d,每周 2～3 次。主要不良反应有听力障碍、眩晕、肾功能损害,需严格掌握使用剂量,服药期间需注意听力变化及有无平衡失调,用药前和用药后 1～2 个月进行听力检查,了解尿常规及肾功能的变化。

(4)吡嗪酰胺(Z,PZA):成人 1.5 g/d,分 3 次口服;每周 3 次用药为 1.00～1.25 g/d。主要不良反应有胃肠道不适、肝功能损害、高尿酸血症、关节痛,服药期间需监测肝功能,尤其是丙氨酸氨基转移酶水平。注意关节疼痛、皮疹等反应,监测血尿酸浓度。

(5)乙胺丁醇(E,EMB):成人 0.75～1.00 g/d,一次顿服,每周 3 次用药为 1.00～1.25 g/d。主要不良反应为视神经炎,表现为视物模糊、视力减退、视野缩小。应在用药前检查视觉灵敏度和颜色的鉴别力,测定视力与视野,用药中密切观察,用药后复查。

(三)加强用药指导

在用药前及用药中要向患者及家属讲解结核病治疗的药物知识、服药的方法、不良反应及注意事项等,鼓励并督导患者遵医嘱按时、按量规律服药。观察并告知患者在应用抗结核药物过程中如出现皮疹、胃肠不适、巩膜黄染、耳鸣、视物模糊、关节疼痛等不良反应时,及时报告医师。用抗结核药物期间,定期复查肝功能、肾功能、血常规、听力等,及时发现药物的不良反应,给予相应处理。

(四)垂体后叶素止血

咯血患者可给予垂体后叶素止血。垂体后叶素可使肺小动脉收缩,减少肺循环血流量,降低肺静脉压,使肺小血管破裂处血栓形成而止血。一般可用 5～10 U 垂体后叶素稀释于 25% 葡萄糖或生理盐水 20～40 mL 缓慢静脉注入,10 分钟以上注完,必要时 6～8 小时可重复一次。用药过程中及用药后注意观察患者有无恶心、心悸、面色苍白等不良反应。该药可使包括冠状动脉在内的动脉平滑肌和子宫平滑肌收缩,故高血压、冠心病、心力衰竭患者和孕妇慎用。

四、并发症护理

(一)肺结核并发咯血

咯血是肺结核患者常见的并发症,1/3～1/2患者有不同程度的咯血,咯血量的多少与疾病严重程度不完全一致,咯血可发生在病程的任何阶段。患者常有胸闷、喉痒和咳嗽等先兆,一旦发生咯血,需密切观察和及时处理。保持呼吸道通畅,观察咯血的量及颜色,遵医嘱给予止血药物,同时密切观察有无咯血窒息的先兆表现,一旦出现咯血窒息先兆,立即采取急救措施:给予头低足高位,清除气道内的血凝块,保持呼吸道通畅,必要时给予气管插管或气管切开,高流量吸氧,建立静脉通道,遵医嘱给予呼吸兴奋剂等。

(二)肺结核并发自发性气胸

肺结核是引起自发性气胸的常见病因,临床上需注意观察,当患者出现突发胸痛、呼吸困难、胸闷、心慌、咳嗽等,应考虑发生自发性气胸的可能。

(1)给予半坐位或坐位有利于呼吸、咳嗽和排痰。观察患者咳嗽、胸痛、呼吸困难的程度与变化。嘱患者避免用力、咳嗽、屏气等增加胸膜腔内压的动作,保持排便通畅。

(2)吸氧,2～4 L/min,增加胸膜腔内气体与周围组织毛细血管内气体压力阶差,使胸膜腔气体吸收的速率提高3～4倍。

(3)行胸腔闭式引流的患者做好管路护理,预防管路脱出。

(4)大量抽气或放置胸腔引流管后,注意观察患者有无剧烈咳嗽、咳白色或粉红色泡沫痰、呼吸浅促、心率增快等复张性肺水肿表现。

五、病情观察

(1)肺结核发热的特点多为午后或傍晚低热或中等程度发热,需监测患者体温变化。

(2)观察患者呼吸的频率与深浅度以及咳嗽、咳痰、胸痛情况,观察记录痰液的颜色、性质、量。

(3)注意患者有无咯血,咯血的量,咯血时有无窒息先兆表现(如咯血时突然胸闷、气促、发绀、烦躁、神情呆滞、咯血不畅或见暗红色血块,口唇、甲床青紫)等。

(4)观察应用抗结核药物的疗效和不良反应,肝、肾功能情况变化等。

(5)注意痰菌阳性患者的转阴情况。

六、健康指导

(1)宣教结核病的知识,使患者及家属了解肺结核的发病原因与传播途径、治疗、护理知识等。

(2)消毒隔离知识的教育:肺结核可通过空气和飞沫传播,因此房间需开窗通风,患者咳嗽或打喷嚏时应用纸巾遮掩口鼻,痰吐在痰盒内统一消毒处理,切忌随地吐痰;餐具单独使用,可采用煮沸消毒。痰菌阳性患者注意与家人及周围人群的隔离,戴口罩,分室居住。

(3)合理安排生活,保证睡眠、休息和合理营养,增强机体抵抗力。避免情绪波动及呼吸道感染。

(4)教育与指导患者正确服药,讲明坚持规律用药、全程用药的重要性,以及不规律用药的危害。症状好转不可自行减药、停药。防止不规律用药而产生耐药结核分枝杆菌,增加治疗的困难和经济负担。

(5)告知患者应用抗结核药物可能出现的不良反应,如有不适及时就医。

(6)指导患者正确留取痰标本的方法:晨起留痰标本前用清水漱口,做深呼吸数次后收腹用力咳出来自支气管深部的脓样或液样痰液,痰量不<3 mL,吐在专用的带盖痰盒内,避免留取唾液或鼻咽部分泌物。

(7)遵医嘱定期复查肝、肾功能,痰结核分枝杆菌,胸部X线或计算机体层成像(computed tomography,CT),以了解治疗效果和病情变化。

(8)保持乐观情绪,由于本疾病病程长、患者身体不适及呼吸道传染性等,患者易出现多虑、敏感、自卑等情绪,帮助患者建立战胜疾病的信心,以积极、合作、乐观的心态配合治疗和护理。

第四节　嗜铬细胞瘤

嗜铬细胞瘤是肾上腺髓质的主要疾病,它是由神经节起源的嗜铬细胞的肿瘤。肿瘤主要合成和分泌大量的儿茶酚胺(CA),故又称为儿茶酚胺分泌瘤。

一、疾病相关知识

(一)流行病

高血压患者中嗜铬细胞瘤的发生率为 0.05%～0.10%,女性患病率稍高于男性。

(二)临床表现

(1)高血压:阵发性和持续性。

(2)代谢紊乱。

(三)治疗

(1)发作期治疗。

(2)手术治疗。

(3)药物治疗。

(四)预后

若能及早正确的诊疗,是完全可以治愈的,但如不能及时诊断或错误治疗可导致严重后果,乃至死亡。

二、专科评估与观察要点

(一)临床症状及评估

(1)高血压发作呈阵发性、持续性或在持续性高血压的基础上阵发性加重。

(2)头痛、心悸、多汗三联征。

(二)辅助检查及评估

(1)尿儿茶酚胺测定明显增高时,才有诊断意义。

(2)B超、CT、磁共振成像(magnetic resonance imaging,MRI)检查均可提示肾上腺肿瘤的存在,有较大诊断价值。

(3)心理-社会评估:患者高血压发作时可有剧烈头痛、神经紧张、濒死感、心悸、大汗淋漓、四肢冰冷、恶心、呕吐等现象,患者可有精神紧张、焦虑、无助感。需评估患者情绪状态,能否正确对待疾病,是否有信心配合治疗。

三、护理问题

(一)组织有效灌注不足

组织有效灌注不足与儿茶酚胺分泌过多导致血容量增多有关。

(二)个人应对无效

个人应对无效与疾病导致高血压突然发作有关。

(三)生活自理能力缺陷

生活自理能力缺陷与长期血压过高有关。

（四）便秘

便秘与高浓度儿茶酚胺抑制肠蠕动有关。

（五）知识缺乏

知识缺乏与未受过嗜铬细胞瘤及相关检查的教育有关。

四、护理措施

（一）一般护理

为患者提供安静、最小刺激、舒适的环境，必要时暗化病室，保证患者能够休息。

（二）饮食护理

给予患者高热量、高维生素、低脂肪饮食。忌咖啡、茶、可可、可乐、香蕉，以免干扰儿茶酚胺的测定。

（三）病情观察

（1）监测患者的生命体征，尤其是血压和心率变化，测量血压时应采取同一体位和同一侧肢体，监测站位和卧位血压。

（2）对阵发性高血压的患者，要记录其吃饭的时间及每次排尿时间。一旦高血压发作，应积极配合医师准确留取血、尿标本。

（3）有明显发作诱因的患者，如排尿、排便后发作，应告诉患者不要憋尿，保持排便通畅，预防高血压发作。

（四）活动与安全

让患者尽量卧床休息或在室内活动。外出时有人陪伴，以免高血压突然发作时出现危险。

（五）术前护理

指导患者遵医嘱按时服药，注意观察血压变化、有无鼻塞及直立性低血压的发生，并讲解术前服药的重要性，以取得患者的配合。

（六）心理护理

评估患者有效应对高血压发作的方式，鼓励患者说出恐惧、焦虑等不良情绪。指导患者保持轻松、情绪稳定，避免不良情绪对血压的影响。

（七）高血压危象的护理

嗜铬细胞瘤患者出现高血压危象时，血压急剧增高，应紧急进行治疗：首先将患者床头抬高,让其保持安静,建立静脉输液通道,并立即静脉注射酚妥拉明,首剂量先用 1 mg,以避免患者对酚妥拉明异常敏感而致低血压休克,然后每隔 5 分钟于静脉注入 2～5 mg,直至满意控制血压后,再静脉滴注酚妥拉明以维持血压稳定;也可在注射首剂量酚妥拉明后持续静脉滴注,注意控制血压。

(八)用药护理

为降低血压、恢复血容量及防止术中血压剧烈波动,术前应用 α 受体阻滞剂(酚苄明),按病情逐渐调整药物剂量至控制症状及血压,如用酚苄明后心率很快,患者不能耐受,则酌情加用 β 受体阻滞剂——普萘洛尔。术中应加强监护,积极补液,纠正血容量。用药过程中观察患者有无直立性低血压发生。

五、健康指导

(1)向患者进行用药安全宣教,做到遵医嘱用药。让患者知道服用的药物名称、剂量、服药频率及不良反应等。

(2)指导患者如何正确监测血压及详细记录血压值的重要性。

(3)指导患者掌握放松技巧,避免不良情绪对血压的影响。

六、护理结局评价

(1)患者住院期间血压和心率控制在正常范围内,无头晕、颤抖、心悸发作,组织灌注良好。

(2)患者能够使用有效的方法应对高血压发作,主诉能够控制情绪等,能够进行自我护理。

(3)患者住院期间无便秘发生。

(4)患者能够复述健康教育的内容,表示对所患疾病有所了解,积极配合各种治疗、护理。

(5)患者住院期间不发生高血压危象,如发作,护士能够及时发现,积极配合抢救治疗。

第五节　尿　路　感　染

尿路感染简称尿感,是指各种病原微生物感染所引起的尿路急、慢性炎症。

可分为上尿路感染和下尿路感染,前者指肾盂肾炎,后者包括膀胱炎和尿道炎。

一、病因

单纯性尿路感染病原菌菌群中,致病菌以革兰阴性杆菌为主,其中以大肠埃希菌最为常见,占70%以上,其次为克雷伯菌、变形杆菌、柠檬酸杆菌属等。此外,结核分枝杆菌、衣原体、真菌等也可导致尿路感染。

二、临床表现

尿路感染常见的临床表现是尿频、尿急、尿痛、排尿不适、下腹部疼痛等,发生上尿路感染时可出现全身症状,伴发热、寒战、头痛、全身酸痛、恶心、呕吐等。查体可见一侧或两侧肋脊角及输尿管点压痛,肾区压痛和叩击痛。

三、辅助检查

通过尿液检查了解有无白细胞尿(脓尿)、血尿和菌尿,24小时尿量有无异常,有无夜尿增多和尿比重降低,通过影像学检查了解肾脏大小、外形有无异常,尿路有无畸形或梗阻。

四、治疗

一般治疗和抗感染治疗。

(1)急性期应注意休息,多饮水,勤排尿。

(2)发热者给予易消化、高热量、富含维生素的饮食。

(3)膀胱刺激征和血尿明显者,可口服碳酸氢钠以碱化尿液、缓解症状。

(4)选择致病菌敏感、在尿和肾内的浓度高、肾毒性小、不良反应少的抗生素,并根据尿路感染的类型决定疗程的长短。

(5)尿路感染反复发作者应积极寻找病因,及时消除诱发因素。

五、护理评估

(一)健康史

询问患者排尿情况,有无导尿、尿路器械检查等明显诱因,有无泌尿系统畸形、前列腺增生、妇科炎症等相关疾病病史。询问患者患病以来的治疗经过,药物使用情况,包括曾用药物的名称、剂量、用法、疗程及其疗效,有无发生不良反应。

(二)身体评估

评估患者的精神、营养状况,体温有无升高。肾区有无压痛、叩击痛,输尿管点有无压痛,尿道口有无红肿等。

(三)心理-社会评估

应评估患者有无紧张、焦虑等不良情绪。

六、护理措施

(一)一般护理

急性期应卧床休息,养成良好的个人卫生习惯。

(二)饮食护理

饮食宜清淡、富含营养、易消化,高热患者在无禁忌的情况下,鼓励患者多饮水,每天饮水量在 2 500 mL 以上。注意营养搭配,以提高机体抵抗力。

(三)病情观察

监测体温、尿液的变化,观察有无腰痛加剧。如高热持续不退或体温升高,且出现腰痛加剧等,应考虑可能出现肾周脓肿、肾乳头坏死等并发症,需及时通知医师。

(四)对症护理

1.发热

给予物理降温。

2.保持皮肤黏膜清洁

加强个人卫生,女性患者月经期尤需注意会阴部的清洁。

3.尿路刺激征

保持心情舒畅,可指导患者从事一些自己感兴趣的活动,缓解紧张情绪,减轻尿频症状。

4.缓解疼痛

指导患者进行膀胱区热敷或按摩,减轻疼痛。

5.用药护理

(1)遵医嘱给予抗菌药物,嘱患者按时、按量、按疗程服药,勿随意停药。

(2)使用复方磺胺甲噁唑期间要注意多饮水。并同时服用碳酸氢钠,以增强疗效和减少磺胺结晶形成。

(3)尿路感染的疗效评价标准如下。

见效:治疗后复查菌尿转阴。

治愈:完成抗菌药物疗程后,菌尿转阴,于停药后第 2 周和第 6 周分别复查

1 次,如为无菌尿,则可认为已治愈。

治疗失败:治疗后持续菌尿或复发。

七、健康指导

(1)知识宣教:为患者讲解疾病知识,寻找慢性复发的病因,去除发病因素。

(2)养成良好的卫生习惯,注意个人清洁,尤其应注意保持会阴部及肛周皮肤的清洁,女性忌盆浴。育龄期妇女在急性期治愈后 1 年内避免怀孕。

(3)避免劳累,坚持适当的体育锻炼,以提高机体抵抗力。

(4)多饮水、勤排尿(2~3 小时排尿一次)是最实用而有效的预防方法。尽量避免不必要的导尿等操作,如必须留置导尿管,需严格执行无菌操作。

(5)及时治疗局部炎症,注意性生活后立即排尿和清洁外阴,并口服抗菌药物预防尿感的发生。

(6)用药指导,嘱患者按时、按量、按疗程服药,勿随意停药,并按医嘱定期随访。

第六节 神经-肌肉接头和肌肉疾病

一、重症肌无力

(一)定义

重症肌无力是一种神经肌肉接头传递障碍的获得性自身免疫性疾病。

(二)疾病相关知识

1.流行病学

发病率为(8~20)/10 万,患病率为 50/10 万,我国南方发病率较高。

2.临床表现

患者部分或全身骨骼肌无力易于疲劳,活动后加重,休息后减轻,有晨轻暮重现象。首发症状为上睑下垂,斜视,复视,呼吸肌、膈肌受累,出现咳嗽无力,呼吸困难。肌无力危象为死亡的常见原因。

3.治疗

药物治疗,胸腺切除治疗。

4.预后

多数患者迁延数年至数十年,靠药物维持,病情常有波动。

(三)专科评估与观察要点

(1)评估并记录呼吸和缺氧的表现。

(2)观察进食情况(对咀嚼肌和咽肌无力者)。

(3)观察胆碱能危象和肌无力危象。

(4)观察用药后的效果。

(5)注意患者的情绪变化。

(四)护理问题

1.气体交换功能受损

气体交换功能受损与继发于肌无力或胆碱能危象引起的呼吸衰竭有关。

2.低于机体需要量

低于机体需要量与吞咽困难、进食减少有关。

3.语言交流障碍

语言交流障碍与肌无力有关。

4.有误吸的危险

误吸与咀嚼肌、咽肌、呼吸肌无力有关。

(五)一般护理

1.病情观察

(1)观察患者呼吸的频率、深度、节律及有无缺氧情况。

(2)观察患者进食有无困难,是否能保证机体的需要量。

(3)观察患者用药后的起效时间、失效时间。

2.心理护理

关注患者情绪变化,消除其沮丧情绪,帮助其树立战胜疾病的信心;提供疾病相关知识和信息。

3.活动指导

根据病情适当进行活动,避免疲劳。

4.保证呼吸道通畅

呼吸困难者应吸氧,有痰及时吸出,呼吸肌麻痹者可行气管切开辅助呼吸。

5.饮食护理

给予营养丰富且易咀嚼的食物,喂饭时速度宜慢,不能进食者可鼻饲。

6.其他

语言交流障碍者可采取其他交流方式,如写字、点头等。

(六)专科护理

(1)密切观察患者病情,保持呼吸道通畅,必要时准备气管切开及呼吸机。

(2)用药护理:严格执行用药时间和剂量。

(3)饮食护理:尽量采取坐位,少食多餐,用餐后保持坐位30~60分钟。

(4)密切观察患者有无肌无力危象。

(七)急危重症的观察与处理

肌无力和胆碱能危象:保持呼吸道通畅,必要时进行气管切开术,并做好气管切开的护理。不能进食者行鼻饲并做好鼻饲的护理。控制感染,按时、足量使用抗生素,定期做痰培养。

(八)健康指导

1.环境

温度、湿度适中。定时通风,保持空气新鲜。

2.饮食

进食前充分休息,饭前半小时使用抗胆碱酯酶药物。

3.日常活动

指导患者在肌肉有力时,做深呼吸和咳嗽训练或呼吸操。避免受累、受凉和情绪激动,活动时间适宜,以防肌无力。

(九)护理结局评价

(1)保证呼吸道通畅,痰液及时排出。

(2)能按时、足量进食,满足机体需要量。

(3)与患者进行有效沟通,达到配合治疗、消除不良情绪的目的。

二、周期性瘫痪

(一)定义

周期性瘫痪是以反复发作的骨骼肌迟缓性瘫痪为特征的一组疾病。

(二)疾病相关知识

1.流行病学

本病可发生于任何年龄,以 20~40 岁多见,男性多于女性。国内曾报告 66 例,年龄 17~61 岁,20~40 岁占 69.1%,男∶女为 21∶1。

2.临床表现

本病多见于 20~40 岁男性,在发病时表现为肢体不同程度的瘫痪,肌张力下降,腱反射减弱或消失。

3.治疗

口服补钾或静脉补钾。

4.预后

预后良好。

(三)专科评估与观察要点

(1)评估患者进行日常活动的能力。

(2)观察评估患者用药后的反应,观察患者进食、穿衣、如厕、下床活动等。

(四)护理问题

(1)自理能力缺陷:与肌无力有关。

(2)躯体移动障碍:与截瘫有关。

(3)知识缺乏:缺乏疾病信息,易产生恐惧心理。

(4)活动无耐力。

(五)一般护理

1.病情观察

(1)观察生命体征,有无心律失常及呼吸困难的发生及病情的转归。

(2)观察四肢肌力、肌张力的变化。

(3)观察尿量。

2.心理护理

经常与患者沟通,解释病情,解除其思想顾虑,嘱咐患者避免情绪波动、紧张、悲观等。指导患者使用放松技巧,根据其喜好选择不同方式分散其注意力,如听音乐、聊天等。帮助患者树立战胜疾病的信心和决心,使其以最佳心态接受治疗。

3.活动指导

急性发作时卧床休息,以减轻能量消耗。发作早期做轻度肢体被动运动,对肌肉恢复有一定帮助,发作频繁者应绝对卧床休息,由专人看护。劳逸结合,防止过劳或过度肌肉活动。

4.用药护理

遵医嘱静脉滴注补钾,应严格控制浓度和滴速,浓度≤0.3%。补钾过程应密切观察瘫痪肌肉及低钾的改善程度,观察尿量情况,遵循见尿补钾的原则,以免钾积聚造成危险。钾具有高毒性及刺激性,静脉滴注时可引起局部剧痛,部分患者因此拒绝接受输液,应向他们说明补钾的重要性,同时调节输液速度,补钾期间慎用保钠排钾的药及胰岛素、糖水,以免加重病情。

5.饮食护理

食用含钾丰富的食物,如广柑、青叶菜等,避免暴饮暴食和进食大量碳水化合物,避免饮大量清水。

6.其他

对不能自理者应做好生活护理,保持床铺整洁、干燥,定时翻身,使皮肤避免各种刺激。

(六)专科护理

(1)持续心电监护,观察患者生命体征的变化。

(2)保持呼吸道通畅:呼吸困难、咳嗽无力者,嘱患者勿紧张,给予氧气吸入,并协助其排痰。

(3)有尿潴留者可进行下腹部热敷,热敷无效者给予导尿。若膀胱高度膨胀,第一次放尿不应超过1 000 mL,因大量放尿,膀胱突然减压,可引起膀胱黏膜急剧充血,发生血尿。留置导尿管者需进行尿道口护理,预防尿路感染。待患者肌力恢复能自行排尿时拔除导尿管。

(七)健康指导

1.环境

环境安静舒适,保持室内空气新鲜。

2.饮食

低钾型,少食多餐,忌浓缩高碳水化合物饮食,限制钠盐;高钾型,给予碳水化合物;正常型,避免给予含钾多的食物。

3.尽量避免各种诱因

如过度劳累、寒冷、感染及精神刺激等。

(八)护理结局评价

(1)患者能维持日常活动。

（2）患者皮肤完整，卧位舒适。

（3）患者了解疾病知识，积极配合治疗。

（4）患者活动量适中，无劳累感。

第七节 强直性脊柱炎

一、定义

强直性脊柱炎是以骶髂关节和脊柱附着点炎症为主要症状的疾病。

二、疾病相关知识

（一）流行病

遗传因素在强直性脊柱炎的发病中占有重要地位，本病多发于 16～25 岁人群，男女性别比率约为 10∶1。

（二）临床表现

腰痛、腰僵 3 个月以上，经休息不能缓解；单侧或双侧坐骨神经痛；反复发作的跟骨结节肿痛或足跟痛；反复发作的虹膜炎。

（三）治疗

治疗目的在于控制炎症，减轻或缓解症状，维持正常姿势和最佳功能位置，防止畸形。

（四）康复

日常姿势训练。

（五）预后

慢性、进行性发展，脊柱强直、畸形，严重者可丧失生活自理能力并致残。

三、专科评估与观察要点

（1）腰背痛：以夜间翻身困难为主。

（2）脊柱活动度。

（3）有无咳嗽、活动后气促等。

四、护理问题

（1）疼痛：与关节非特异性炎症有关。

（2）躯体移动障碍：与附着点炎症和脊柱强直有关。

（3）潜在并发症：骨折。

五、护理措施

（一）病情观察

观察疼痛部位、性质、持续时间；有无夜间腰痛；脊柱活动度；枕墙距；观察有无咳嗽，活动后有无气喘，肺活量是否减少等肺纤维化表现。

（二）用药指导、观察

正确遵医嘱给药，观察毒副作用，定时监测肝、肾功能。

（三）一般护理

适度锻炼，坚持脊柱、胸廓、髋关节活动，注意立、坐、卧正确姿势。宜仰卧低枕位，睡硬板床。饮食应营养丰富，易消化，禁辛辣、生冷食物。

六、健康指导

（1）避免寒冷刺激，注意保暖，增强机体抵抗力，预防感染。

（2）应尽量不枕枕头，并在睡觉时颈部及腰部垫一小薄枕，以保持脊柱正常的生理弯曲。避免睡软床，要睡硬板床，尽可能仰卧，不要侧身及蜷腿睡觉。

（3）根据病情适当加强扩胸运动，颈、腰、背部及双髋关节的活动，但应避免剧烈运动及防止摔伤。

（4）在医师指导下服药及停药，定期复查有关指标。

（5）戒烟。

七、护理结局评价

延缓畸形发展，防止并发症发生。

第八节　系统性红斑狼疮

一、定义

系统性红斑狼疮（systemic lupus erythematosus，SLE）是自身免疫介导的，以免疫性炎症为突出表现的弥漫性结缔组织病。血清中出现以抗核抗体为代表的多种自身抗体和多系统受累是 SLE 的两个主要临床特征。

二、疾病相关知识

(一)流行病

我国患病率较高,呈逐年上升趋势。SLE 患者多见于育龄期女性,男女之比约为 1:9。目前 SLE 尚无有效的治疗方法,患者的预后较差,生存质量低,病死率较高。

(二)临床表现

临床表现无固定模式,病程迁延,反复发作,缓解期因人而异,起病可呈暴发性、急性或隐匿性,可单一器官受累也可多个器官同时出现,老年发病则病情较轻,反之则重。全身症状有乏力、发热,体重下降等。

(三)治疗

治疗主要着重于缓解症状和减慢病理发展过程,由于病情个体差异大,应根据每个患者情况而异。急性活动期应卧床休息,积极控制感染和并发症,药物治疗常使用非甾体抗炎药、糖皮质激素和免疫抑制剂等。

(四)康复

急性活动期应卧床休息,缓解期或病情已稳定者可适当活动,精神和心理治疗很重要。

(五)预后

随着系统性红斑狼疮诊断水平的提高,早期合理治疗使预后明显改观,5~10 年生存率分别为 90% 和 80% 以上,系统性红斑狼疮的死因主要为感染、肾功能衰竭和中枢性神经狼疮。

三、专科评估与观察要点

(一)全身症状

起病可急可缓,多数早期表现为非特异的全身症状,如发热(尤以低热常见)、全身不适、乏力、体重减轻等。病情呈缓解与发作交替出现。感染、日晒、生育、药物、精神创伤、手术等均可诱发疾病或加重病情。

(二)皮肤与黏膜

80% 患者有皮肤损害,典型者在双侧面颊和鼻梁部位有蝶形红斑,亦可见多形红斑、盘状红斑、网状青斑等。活动期患者可有脱发、口腔溃疡,部分患者有雷诺现象。

(三)关节与肌肉

80%患者有关节受累,主要表现为关节痛,50%有肌痛,受累关节常为近端指间关节,腕、足部、膝、踝等关节,呈对称性分布,肘及髋关节较少受累,不伴有骨质侵蚀、软骨破坏的关节畸形。有5%～8%的患者因长期服用激素而引发股骨头、肱骨头无菌性坏死。

(四)浆膜

1/3患者有单侧或双侧胸膜炎,30%患者有心包炎,少数有腹膜炎、浆膜炎,可伴少量或中等量渗出液,偶有血性渗出液。

(五)肾

约半数患者有狼疮性肾炎。按临床表现可分为轻型肾小球肾炎、肾病综合征、慢性肾小球肾炎、尿毒症、急性肾小球肾炎、远端肾小管中毒。

(六)心

约10%的患者累及心肌,常因合并肾性高血压及肾功能不全而发生心力衰竭。

(七)肺

10%的患者有急性狼疮性肺炎,胸片显示双侧弥散性肺泡浸润性病灶。慢性者主要表现为肺间质纤维化。

(八)消化道

少数患者可发生各种急腹症。

(九)神经系统

约20%的患者有神经系统损害,以精神障碍、癫痫发作、偏瘫及蛛网膜下腔出血多见。严重头痛可以是SLE的首发症状。

(十)血液系统

患者可发生自身免疫性溶血性贫血、严重血小板减少性紫癜,最常见的血液异常是正常色素细胞性贫血。

(十一)其他

淋巴结肿大,病理活检显示坏死性淋巴结炎病变。

四、护理问题

(1)潜在并发症:系统性红斑狼疮性脑病、感染。

(2)营养失调:低于机体需要量与胃肠道受累有关。

(3)有各脏器功能受损的危险。

(4)有皮肤完整性受损的危险。

(5)自我形象紊乱:与长期服用激素有关。

(6)焦虑:与病程迁延,反复发作有关。

(7)体温升高。

五、护理措施

(1)给予高蛋白、高维生素、营养丰富的清淡饮食。少吃芹菜、蘑菇等光敏感的食物,戒烟和禁饮咖啡。

(2)活动期卧床休息,缓解期应劳逸结合,病情完全稳定后,可参加文娱活动或轻工作,避免劳累和诱发因素。

(3)鼓励患者表达自己的感受,并注意疏导、理解、支持和关心患者,说明目前正规的治疗可以使大多数患者长期正常的生活和工作,使其消除顾虑,增强战胜疾病的信心。

(4)注意观察生命体征、体重的变化,观察水肿的程度,记录 24 小时尿量,监测血清电解质、血肌酐、血尿素氮的改变。

(5)皮肤护理:保持皮肤清洁,避免接触刺激性物质。有皮疹、红斑或光敏感者,要指导患者避免紫外线直接照射,外出时采取遮阳措施。皮肤有感染时可适当使用抗生素或局部清创处理。

(6)外周组织灌注量改变(手指、脚趾呈紫红色,甚至糜烂,四肢末端麻木、发冷)的护理:保持四肢末梢温暖,使用短袜、毯子、手套等。避免引起血管收缩的因素:在冷空气中暴露时间不能太久,不饮咖啡,不吸烟等。

(7)指导患者正确使用糖皮质激素:可在上午 7:00~8:00 饭后服药,以减少药物对肾上腺皮质的抑制作用,且采取逐量减药的方法,以免引起"反跳"现象。

六、健康指导

(一)心理护理

疾病或服用激素可引起体态、容貌改变,不能生育及重症患者的部分生理功能丧失,使患者情绪低落,思想负担过重,对生活失去信心,拒绝治疗。家人应多与患者谈心,让患者感到社会的温暖和周围人的关心,增强战胜疾病的信心,并说明药物反应是可逆的。

(二)饮食护理

应给予高热量、高维生素、低盐饮食,除肾功能不全患者外可给高蛋白饮食。

(三)一般护理

户外活动时面部可涂氯喹冷霜,穿长袖衣裤,戴宽边帽,减少阳光照射,以免皮损加重。室内应挂窗帘,避免阳光直接照射。做好口腔护理,可用4%苏打水漱口以预防真菌感染,对指、趾、鼻尖、耳垂等部位广泛小动脉炎合并雷诺现象者,应注意保暖以免肢体末梢冻伤和坏死。

(四)康复锻炼

患者要有充足的睡眠,以减轻疲劳,缓解期可适当参加各种活动,农民可进行轻的体力劳动。

(五)其他

本病缓解与发作交替进行,若症状复发需及早就医。过劳、感染、生育常是复发的诱因,应注意避免。有多脏器损伤者应终止妊娠。

七、护理结局评价

(1)患者皮肤完整性得到保持。

(2)患者舒适度增加。

第四章　外科疾病的护理

第一节　颈动脉瘤

颈动脉瘤是指动脉血管直径超过正常动脉管径 150% 时的永久性局限扩张（颈动脉直径 3~7 mm）。

一、病因

颈动脉瘤病因复杂，目前以动脉粥样硬化和创伤所导致的居多。此外，还有少部分是由放射治疗、动脉壁中层囊性变、纤维肌发育不良、先天遗传性疾病、Marfan 综合征及大动脉炎引起的。颈总动脉瘤尤其是分叉处动脉瘤最常见，其次是颈内动脉瘤，而颈外动脉瘤最少见。颈动脉瘤分为真性和假性动脉瘤，真性动脉瘤较常见，假性颈动脉瘤在临床上极其少见，多以个案或小宗病例的形式报道，依据典型的临床表现，该病的诊断一般并不困难。具体病因仍未明确，颈动脉壁弹力蛋白的水解、弹性减退是主要的原因，如动脉粥样硬化、血管胶原病等；生物力学的持续压力如高血压是重要的危险因素，其他如感染、外伤、动脉炎、妊娠、梅毒、医源性损害也是可能的病因。

二、病理生理

正常的动脉由 3 层构成：血管内膜、血管中膜、血管外膜。血管内膜是血管壁的最内层，由与血液直接接触的内皮细胞构成。这些内皮细胞通过产生活性氧参与动脉瘤的形成。

根据发病机制，颈动脉瘤的病理生理表现可分为 3 类。

(一)真性动脉瘤

真性动脉瘤的扩张累及所有的3层血管壁(内膜、中膜、外膜),动脉粥样硬化是最常见的病因。由于脂质在动脉壁沉积,形成粥样硬化斑块及钙质沉积,使动脉壁失去弹性,外膜滋养血管受压,血管壁缺血。在血流压力冲击下,动脉壁变薄部分逐渐扩张膨大而形成动脉瘤,多数呈梭形,病变多累及动脉壁全周,长度不一。瘤壁厚薄不均,常可发生自行破裂而引起大出血。

(二)假性动脉瘤

假性动脉瘤主要由创伤引起。动脉壁破裂后,血流通过破裂处进入周围组织而形成搏动性血肿。瘤壁由动脉内膜或周围纤维组织构成,瘤内容物为凝血块及激化物,瘤体呈囊状,与动脉相通,瘤颈部较狭窄。

(三)夹层动脉瘤

夹层动脉瘤主要由先天性动脉中层囊性坏死或退行性变所致。颈动脉壁中层发生坏死病变,当内膜受损破裂时,在动脉血流冲击下,动脉中层逐渐分离形成血肿、扩张,并向远处延伸,动脉腔变为真腔和假腔的双腔状,形成夹层动脉瘤。

血管外膜由间质胶原、成纤维细胞、神经纤维和血管的滋养血管组成,它参与了动脉瘤的发病机制。从主动脉根部到分叉,血管的滋养血管密度越来越稀。几十年来一直存在一种推测,密度逐渐降低的外膜滋养血管和主动脉远端逐渐升高的动脉瘤形成率存在某种潜在联系。然而,主动脉外膜滋养血管的节段性差异与动脉瘤形成的证据仍然不明确。

三、临床表现

颈部无症状的搏动性肿块,颈动脉瘤严重扩张可压迫周围组织引起相应症状,如压迫食管出现吞咽困难,压迫气管造成呼吸困难,压迫周围神经而出现相应神经损伤症状,还可能因为附壁血栓脱落而出现短暂性脑缺血发作(transient ischemic attack,TIA)或脑梗死症状,甚至出现动脉瘤破裂而造成大出血。有些动脉瘤可伴有疼痛症状。大多数颈部肿块有明显的搏动及杂音,少数肿块因瘤腔内被分层的血栓堵塞,搏动减弱或消失。发生在颈总动脉、颈内动脉的动脉瘤可影响脑部供血,瘤体内血栓脱落可引起脑梗死,患者可出现不同程度的脑缺血症状,如头痛、头晕、失语、耳鸣、记忆力下降、半身不遂、运动失调、视物模糊等。瘤体增大压迫神经、喉、气管、食管,可出现脑神经瘫痪、Horner征、吞咽困难、呼吸困难等。

四、辅助检查

(一)CT 检查

CT 检查能详细了解颈动脉瘤的大小、位置,与颅内、外及周围组织的关系,尤其是 CTA 血管三维重建,更能清晰地显示瘤体与颈动脉的关系,可逼真地显示动脉瘤的形态、瘤颈的部位、与周围结构的关系,为手术提供有价值的信息。

(二)MRI 检查

MRI 能显示瘤体大小、形态、部位及与颈动脉的关系,还可以从矢状面、冠状面和横切面 3 个方向显示肿瘤,利于区分颈动脉瘤和周围组织。

(三)数字减影血管造影

数字减影血管造影(digital subtraction angiography,DSA)可判断颈动脉瘤具体的大小、形态、位置、性质及腔内情况。

(四)彩色多普勒超声

彩色多普勒超声为无创检查,使用方便,费用较低,是颈动脉瘤的首选检查,可清楚显示瘤体的位置、大小及内部血流情况。同时可了解瘤体与周围血管的关系。

(五)腔内血管造影

腔内血管造影是诊断颈动脉瘤的"金标准",不仅有上述检查的所有好处,还可了解颅内血管的代偿情况,以及判断瘤体内血流的状况。

五、诊断

患者一般有搏动性包块,辅助检查显示动脉直径超过正常颈动脉直径的150%时,可确诊。但腔内血管造影仍是诊断颈动脉瘤的"金标准"。

肿块位于颈侧部,有明显搏动及收缩期杂音,压迫肿块近心端动脉时,搏动减弱或消失,即可作出诊断。但遇肿块搏动及杂音不明显者,诊断较困难。DSA 检查对确定诊断具有重要意义。由于动脉瘤形成的原因不同,DSA 显影也略有不同。先天性动脉瘤瘤体一般较小,自绿豆到黄豆大小,呈囊状,有蒂与动脉干连接;动脉粥样硬化形成的动脉瘤可见到瘤动脉纤细弯曲,动脉腔变窄或粗细不均,瘤体呈梭形;外伤性动脉瘤为囊性或多房性。近年来应用磁共振血管成像诊断动脉瘤的方法日益受到重视。MRA 是一种无创性检查方法,患者可免于动脉或静脉穿刺之苦,MRA 诊断动脉瘤较 DSA 更具优势。

颈动脉瘤与颈动脉体瘤的鉴别:前者为膨胀性搏动,常伴杂音,压迫颈动脉近心端,肿块明显缩小,搏动及杂音减弱或消失。而后者为传导性搏动,DSA 显示颈动脉分叉增宽,并可见肿块将颈动脉分叉推向前。

六、鉴别诊断

应注意与颈动脉体瘤鉴别,由于后者紧邻颈动脉,也可表现为无痛性的搏动性包块,此包块上下固定而内外可动,此外还需与增大的淋巴结、淋巴管瘤、颈部各种肿瘤、扁桃体周脓肿等鉴别。

七、治疗

未经治疗的颈动脉瘤发生脑梗死的风险高于 50%,确诊病例推荐手术治疗。

(一)外科手术

术前尽可能选择行两侧颈动脉及全脑血管造影,了解 Willis 环情况,指导患者做 Matas 试验,促使颅内血管建立侧支循环,为术中阻断颈动脉做准备。术中尽可能采取控制性低温(32 ℃),可降低脑耗氧量,延长颈动脉血流阻断时间,减少术后脑组织缺氧性损害。在游离颈动脉时应避免过度牵拉,尽可能减少栓子脱落的机会和对颈动脉窦的刺激。提高手术技巧,尽量缩短阻断颈动脉血流时间,术中阻断颈总动脉时应测颈动脉残端压(CBP),如 CBP 达到 6.7 kPa(50 mmHg)以上,说明 Willis 环提供的侧支循环完全能够代偿颈动脉阻断后的脑血流,CBP<6.7 kPa(50 mmHg)时,颈动脉转流管在手术中有良好的保护作用;阻断颈动脉前,应行肝素化治疗以预防脑动脉继发血栓形成。术中切开颈动脉瘤后,将瘤内血栓及硬化斑块组织清除干净。吻合血管时用肝素盐水不断冲洗吻合口,以防发生凝血。颈动脉重建在移植材料的选择方面,大隐静脉为首选材料,因其为自体血管组织,相容性好,不发生组织排异,抗感染力强,易存活;且管径适中,分支较少,切取方便,且管壁有一定厚度,可耐受动脉血流的长期冲击,不易逐渐发生膨胀扩张或形成动脉瘤。股浅动脉也为自体血管,抗感染力最强,具有一定机械强度,口径合适,是颈动脉重建的可靠材料,其缺点是附加一次血管吻合手术,增加手术的复杂性,并且有下肢缺血危险,不作为常规使用。人造血管选材方便,无长度、口径等限制,但存在以下不足:异物排斥反应,易感染,费用昂贵,也不作为常规使用。

手术治疗的原则是在维持脑组织足够血供的情况下,切除或孤立动脉瘤。颈动脉瘤切除并血管重建术是治疗颈动脉瘤的理想手术方式。但由于颈动脉的解剖位置特殊,对其瘤体的处理及颈动脉重建也有异于其他部位的动脉瘤。颈动脉瘤手术的主要危险是阻断颈总动脉或颈内动脉时间过长引起脑循环障碍,使患者发生偏瘫或死亡。术前评估动脉瘤近、远侧累及的范围,动脉瘤大小,病因,以及来自对侧颈动脉和后循环的侧支循环状态。综合评估优化手术方案,对外科手术难以处理的病例应考虑后续的血管腔内介入治疗。

1.直接的动脉结扎术

20世纪50年代之前,直接的动脉结扎术是颈动脉瘤的普遍治疗方式,存在较高的脑梗死发生率,一般限用于某些感染性动脉瘤或解剖因素所致远侧无法控制的病例。目前此术式基本弃用,此类患者可考虑血管腔内介入治疗。

2.颈动脉血运重建手术

重建颈动脉循环可采用自体静脉,应用较多的是近段自体大隐静脉。如无适用的自体静脉,可选用人工血管。

3.补片成形术

在处理较大的动脉瘤时,完整游离和切除瘤体可能导致较高的脑神经损伤发生率。建议行部分瘤体切除加补片成形术,减少迷走神经、喉返神经和舌咽神经损伤,同时保留了颈外动脉。

(二)血管腔内介入治疗

血管腔内介入治疗近年来也应用于颈动脉瘤的治疗,该技术可避免脑神经损伤,处理外科难以处理的病变,如一些进展到颅底的动脉瘤或者放射治疗(简称放疗)导致的动脉瘤,罕见情况下的颈动脉内膜切除术后短期补片破裂或缝线断裂导致的假性动脉瘤,腔内治疗为佳,可以避免局部解剖时的炎症和粘连。颈动脉覆膜支架是高性能医用金属或高分子材料制作而成的,是在人体内长期留置的假体,其主要作用是对管腔进行有利的支撑和隔绝支架内外的血流,起到血液通道重建和扩张的作用,进而缓解颈动脉管腔过度膨胀导致的动脉破裂。随着颈动脉支架植入术在临床中的广泛应用,其带来的相关并发症和护理研究也随之增多。

根据瘤体大小及部位采取不同的手术方式。①较小囊性动脉瘤:游离瘤体,于颈部放置钳子,切除瘤体,缝合。梭形动脉瘤,可切除动脉瘤及病变动脉后,做动脉端吻合,必要时用人工血管或同种动脉替换切除的动脉。②夹层动脉瘤:切除病变动脉,用人造血管重建血流通道。对于高龄或患有严重心血管疾病无法耐受手术者,可行介入治疗。颈动脉瘤切除和颈动脉重建手术难度大、危险性较高,尤其是在瘤体巨大、瘤体部位解剖结构复杂、瘤体位置较深的情况下,或者患者一般情况较差,病情严重,不宜耐受开放手术的情况下。血管腔内治疗相对外科开放手术具有创伤小、操作简单、术后恢复时间短、无疼痛等优点。脑保护装置的问世,也使腔内治疗有了安全保障。血管腔内治疗是利用覆膜支架覆盖颈动脉瘤瘤颈的远、近端,将动脉瘤隔离并重建动脉管腔,恢复病变区域的血流动力学,使瘤腔内的压力降低,随着时间延长,动脉瘤腔内血栓形成,动脉瘤自行闭塞。

(三)并发症

1.动脉瘤破裂

动脉瘤破裂常因血压波动、术中机械刺激、术后抗凝治疗凝血机制改变引起。瘤体的破裂与死亡率随着年龄的增长而上升。患者可突然出现精神紧张、痛苦表情、躁动、剧烈头痛、不同程度的意识障碍、小便失禁。

2.脑梗死

严重者可因脑动脉闭塞、脑组织缺血而死亡。

3.脑血管痉挛

若患者出现一过性神经功能障碍,如头痛、血压下降、短暂的意识障碍及肢体瘫痪,可能是脑血管痉挛所致。

4.颈动脉窦反应

由于行球囊扩张或植入支架会对颈动脉窦压力感受器产生刺激,引起血压下降、心动过缓,重者可导致心搏骤停。护士应严密监测血压、脉搏,尤其在支架通过颈总动脉分叉处和高度狭窄的血管预扩张时,及时发现异常。

八、护理评估

(一)术前评估

1.健康史

了解患者的发病情况,病程长短;是否患有其他部位的动脉瘤、甲状腺其他方面的肿瘤;有无颈部手术史,近期有无感染、劳累、创伤或精神刺激等因素;有无颈动脉瘤家族史。有无吸烟和长期卧床病史。患者有无心血管、呼吸、泌尿系统的疾病和隐性糖尿病,以及以往的治疗方法和结果;以此判断患者对麻醉和手术的耐受性。

2.身体状况

(1)全身和局部:注意有无脑缺血症状及脑缺血程度,如上肢麻木,说话不清楚等。局部肿物的大小、形状、质地,有无触痛、震颤、血管杂音等。局部疼痛的程度,有无脑缺血症状,如头痛、头晕、失语、耳鸣、记忆力下降、半身不遂、运动失调、视物模糊等。

(2)辅助检查:了解患者血小板计数和凝血情况,血管超声、MRI 或 CTA 的结果。

(3)颈动脉造影的护理:经股动脉行双侧颈总、颈内动脉造影,为临床更好地了解瘤体与颈动脉的关系及压迫后侧支循环建立情况提供客观指标。选用非离子型造影剂碘海醇,对心、脑血管的刺激性相对较小。造影后按照护理计划平卧 24 小时,下肢制动平伸 6 小时,腹股沟穿刺区沙袋加压 6 小时,术后应用抗生素 3 天。

3.心理-社会状况

了解患者有无情绪不稳、身体异常表现等导致的人际关系恶化;有无疾病造成的自我形象紊乱;是否害怕手术而产生焦虑和恐惧心理。了解患者及家属对颈动脉瘤和手术的认识程度,家庭经济情况和承受能力,患者所在单位和社区的医疗保健服务情况。

(二)术后评估

1.术中情况

了解麻醉方式与效果,手术种类及病灶处理情况,术中出血与补液、输血情况。

2.术后情况

评估患者呼吸道是否通畅、生命体征是否平稳、神志是否清醒、切口敷料是否干燥及引流情况,以及患者的心理反应等;了解患者是否出现常见的并发症,如术区渗血、血肿、脑梗死、精神异常、半身不遂、口眼歪斜等。了解患者术后生命体征的变化及伤口疼痛的程度。评估患者的自理能力,以便采用不同的护理措施满足其治疗性护理的需要。评估术后患者对体位安置及肢体活动的目的和方法的认知程度,以及配合态度。评估患者是否了解抗凝治疗的临床意义和具体方法。评估患者术后有无并发症的发生和手术失败的迹象。

九、护理问题

(1)疼痛:与肿瘤巨大,压迫周围神经引起颈部或耳部疼痛有关。

(2)窒息、脑神经损伤等。

(3)知识缺乏。

(4)焦虑。

(5)脑血管痉挛。

(6)颅内出血可能:与动脉瘤夹滑脱有关。

(7)感染的可能:与放置各种管道有关。

(8)电解质紊乱:与脱水、禁食有关。

(9)癫痫的可能:与出血灶、手术瘢痕有关。

(10)便秘:与脱水、禁食、卧床有关。

十、护理目标

(1)患者疼痛缓解。

(2)患者并发症得到及时发现和处理。

(3)患者手术顺利。

(4)患者满意出院。

十一、护理措施

(一)术前护理

(1)健康教育,戒烟戒酒,避免劳累和紧张。心理护理。

植入体内的支架属于异物,加之危险性,患者常有恐惧、焦虑的心理状态,术前需注意观察患者的表现,向患者介绍手术目的和意义、简单的手术程序和配合要点,必要时可向其介绍目前病房中已成功的手术病例,使其对手术有所了解,增强信心、减少顾虑。研究证明,与常规护理的对照组相比,开展心理护理的实验组可减轻患者手术前后的焦虑症状。

(2)监测血压,遵医嘱口服降压药物,并注意血压变化。

(3)特殊准备:因术中可能阻断患侧颈动脉,为促进患者颅内侧支循环建立,提高手术时大脑对缺血的耐受性和安全性,术前进行颈动脉压迫训练(Matas 试验),即用手指压迫患侧颈动脉,阻断颈动脉血流。开始时每次压迫 5 分钟,每天 1~2 次。在患者不出现头晕、头痛及恶心等状况下,逐渐增加压迫时间至每次 13~30 分钟。

(4)术前准备:护士应了解手术的关键步骤,术中、术后可能出现的并发症及发生机制。明确分工,做好急救物品及药物的准备工作。术前 3~5 天口服抗血小板药,术前 1 天穿刺区域备皮,术前 4~6 小时禁食,监测脉搏、呼吸及血压,必要时遵医嘱给予地西泮 10 mg 肌内注射。

(二)术中护理

术中除了准备必要的药品和材料准备外,还要对患者进行严密监护,随时观察患者的意识、语言、运动和感觉功能,密切监测心率、呼吸、血压、血氧饱和度的变化并详细记录。另外,对术中可能发生的并发症要做相应的护理预防措施。①脑血管痉挛:由于导管、导丝、造影剂及脑保护装置刺激血管内膜所致,表现为打呵欠、一过性意识丧失、嗜睡、烦躁多语、偏瘫。血管痉挛程度越强,临床症状越明显。护士应密切观察患者头痛程度、意识状况、肢体活动情况,以避免因脑缺血、缺氧时间过长而导致脑神经不可逆性损害,必要时可遵医嘱静脉缓慢滴入罂粟碱 60～180 mg/d,持续静脉滴注,防止血管痉挛。②脑梗死:缺血性脑卒中发生时间为术中到术后 3 小时,表现为言语障碍、对侧肢体神经功能缺损。术中在进行长鞘植入、导丝通过、球囊预扩及后扩、支架释放等关键步骤时,可能出现撕裂血管内膜和斑块的情况,使栓子脱落而发生脑梗死,严重时患者出现瘫痪、昏迷、血压下降等症状,护士应密切观察病情,注意意识、瞳孔、面色、肢体活动变化,备好尿激酶等溶栓抗凝药物。经常询问患者有何不适,如出现言语障碍、肢体活动异常,及时通知医师进行处理。术后发生脑梗死的患者先行头颅 CT 检查除外脑出血,再行远端血管造影后,常规进行肝素及阿司匹林治疗。

(三)术后护理

(1)体位与活动:术后去枕平卧或去枕半卧位,血管移植后患者头部偏向健侧,以免移植血管扭曲。

(2)饮食:术后 6 小时应当进水,观察有无饮水呛咳和吞咽困难,之后逐渐给予流质饮食及软食。

(3)病情观察:密切观察患者呼吸、脉搏、血压、心率等生命体征。

(4)伤口与引流的护理:注意伤口有无渗血,甚至血肿形成。有引流管者应保持引流通畅,观察引流液的颜色、性质和量。

(5)严密观察病情变化,防止出血发生:①绝对卧床休息;②密切观察患者意识、瞳孔、生命体征变化,特别是血压的变化,血压升高时应遵医嘱给予降压药并观察用药后的效果;③保持病室安静,保证患者睡眠,避免不必要的刺激;④保持大便通畅,便秘时可使用缓泻剂和润滑剂;⑤密切观察癫痫发作情况,及时采取措施控制并预防癫痫的发作;⑥多与患者交流,消除患者焦虑、恐惧的不良情绪,保持情绪平静,必要时遵医嘱给予镇静药;⑦预防感冒,咳嗽严重时可遵医嘱给予止咳药。

(6)预防和控制感染:①严密观察神志及生命体征变化。②观察伤口敷料有无渗血、渗液情况,保持伤口敷料干燥。③及时记录引流液的量及性质,保持引流通畅,引流管不可扭曲、受压及折叠。④定期更换引流袋,进行无菌操作,避免逆行感染。⑤保持病室内温度、湿度适宜。⑥保持病室内空气新鲜,每天定时通风,注意保暖。

(7)注意头痛情况,及时发现癫痫先兆,防止癫痫的发生:①密切观察癫痫症状发作的先兆、持续时间、类型,遵医嘱给予抗癫痫药。②注意头痛的性质及持续时间。③给予氧气吸入。④躁动时行保护性约束。

(8)卧床患者会发生肠蠕动减慢而引起便秘,护理中应注意:①给予患者腹部按摩,从脐周顺时针按摩,以增加肠蠕动。②在病情允许的情况下鼓励患者增加活动量,解释运动与肠道活动的关系。③鼓励患者尽可能多饮水。④进行饮食指导,多吃粗纤维食物、水果及蔬菜。⑤必要时遵医嘱使用缓泻剂。

(9)遵医嘱使用扩血管药物,防止深静脉血栓等并发症的发生,术后注意肢体活动情况,穿弹力袜,有肢体活动障碍者安排专人守护,防止意外发生。

(10)密切观察患者意识变化,及时检测血生化,准确记录24小时出入量,防止电解质紊乱的发生。

脑水肿:预防性使用脱水药物保护大脑,如甘露醇250 mL静脉滴注;胞磷胆碱50 mg、细胞色素C 30 mg、ATP 40 mg等。

压疮:定时进行骨隆突处按摩,勤翻身。

声嘶、进食呛咳:练习吞咽及发声动作,先少量饮水,3～4天给予流质饮食、10天后给予半流质饮食。

霍纳综合征:由于手术对交感神经的刺激,部分患者术后出现患侧上睑下垂、瞳孔缩小、半侧颜面无汗等症状,护士要了解其临床表现,勤观察,早发现。

十二、护理评价

(1)血压稳定,脑供血充足。

(2)术后能否通过咳嗽及时清除呼吸道分泌物,保持呼吸道通畅。

(3)局部疼痛和搏动性肿物得到恢复。

(4)未发生并发症,防治措施恰当及时,术后恢复顺利。

十三、健康指导

(1)定期随访:出院后应注意定期复查随访。

(2)指导服药:存在神经损伤的患者,指导服用神经营养药。术中血管重建的患者,指导口服阿司匹林等抗血小板药。

(3)保持平静心理,避免情绪激动。

(4)低脂、低热量、易消化饮食,宣传戒烟的重要性,鼓励彻底戒烟,适当休息,合理运动。

(5)起床时动作宜慢,先坐起 10 分钟后再起床,忌突然转头。

(6)进行长期、严格、系统的抗凝治疗,不要间断,定期复查,注意观察有无出血倾向。

第二节　锁骨下动脉狭窄

锁骨下动脉狭窄是指动脉粥样硬化或动脉炎症造成的锁骨下动脉管腔变细,影响远端血流,一般最容易发生在双侧锁骨下动脉的起始部位,往往都在分出椎动脉之前。锁骨下动脉盗血是指由于锁骨下动脉近端狭窄或闭塞,其远端供血由椎动脉自上而下反向流动,经 Willis 环"盗取"颅内血液供给上肢,导致脑缺血,主要表现为椎-基底动脉供血不足。

一、病因

动脉粥样硬化是头臂干疾病最常见的病因,动脉管腔直径狭窄率超过 75% 称为重度病变,管腔内深的溃疡型斑块和血栓也被列入重度病变范畴。动脉粥样硬化病变可为单发或多发,可累及单支或多支血管,由于左锁骨下动脉是由主动脉弓直接发出,所以病变多位于左侧。感染性疾病(梅毒、结核等)可导致头臂干的动脉瘤样退行性改变,最常见于锁骨下动脉。多发性大动脉炎常同时累及头臂干三分支,好发于各支动脉起始段,其病程可分为急性炎症期和血管损伤硬化期。炎症病程逐渐出现动脉壁的纤维化增厚,当病程进展导致多支血管闭塞时可表现为明显的椎-基底动脉供血不足症状。同时先天性动脉畸形(主动脉弓狭窄、锁骨下动脉发育不良)、外伤及牵涉到锁骨下动脉的血管手术、放射性血管损伤、动脉瘤和夹层动脉瘤等也是常见病因。锁骨下动脉闭塞后,在基底动脉和锁骨下动脉之间存在着一种逆向压力差,当压力差相当于体循环收缩压的 10% 时,椎动脉血液停止并逆流向锁骨下动脉,以至于不仅是上肢而且脑部供血有不同程度的下降。

二、解剖和生理

锁骨下动脉右侧起自头臂干,左侧起自主动脉弓,出胸廓上口弯向外,在锁骨与第 1 肋之间通过,到第 1 肋外缘处移行为腋动脉。以前斜角肌为标志,将其分为 3 段：第 1 段位于前斜角肌的内侧，越过胸膜顶前方，其前面的内侧有迷走神经，外侧有膈神经越过。第 2 段位于前斜角肌后方，其上方紧靠臂丛，下方为胸膜顶。第 3 段为前斜角肌外侧缘至第 1 肋外侧缘之间的部分，其外上方有臂丛、前方为锁骨下静脉。

三、病理生理

动脉粥样硬化是最常见的闭塞性病因，极少数属于先天性，罕见于胸部外伤、无脉症、巨细胞动脉炎、栓塞或瘤栓。

（一）动脉粥样硬化性

锁骨下或头臂干动脉粥样硬化常同时在颅外颈部其他血管也有同样的损害。如一组 168 例患者中，经血管造影证实，80％同时存在着颈总、颈内、颈外或椎动脉损害。另一组 74 例成人患者中，37 例（50％）同时有其他颈部血管损害，并以颈内动脉最常见，这是由于动脉粥样硬化是一种全身性血管损害的缘故。

（二）先天性

有学者报道过一例经血管心脏 X 线造影证实的先天性锁骨下动脉盗血，该例锁骨下动脉近心端闭锁。先天性患者常同时有心血管缺陷，即本病如发生在主动脉弓左位或主动脉弓缩窄的部位，则同时多存在着动脉导管未闭和室间隔缺损；如为主动脉弓右位，则常有法洛四联症。若主动脉弓为右位，亦可见主动脉弓正常，锁骨下动脉呈局限性发育不良、闭锁或孤立。罕见的报道还有双侧锁骨下动脉近心端发育不良，同时有主动脉缩窄而出现双侧盗血者。

（三）医源性

有报道对 12 例法洛四联症施行 Blalock-Taussig 分流术时，当将锁骨下动脉近心端和肺动脉吻合后，血管造影证实有"锁骨下动脉盗血"；其中 7 例出现了基底动脉供血不足的症状。此外，由于右锁骨下动脉起于主动脉，且并行于食管的后面，对患畸形性吞咽困难者进行血管手术矫正时，也能引起本病。

（四）外伤性

车祸使胸部受伤，在锁骨下动脉上，椎动脉起始处的近心侧发生挫伤性血栓形成，从而导致本病。

（五）其他

如风湿性心脏病并发左锁骨下动脉第一段栓塞，无脉症，转移性癌栓和巨细胞动脉炎。

四、病因与发病机制

(一)"盗血"是虹吸作用所引起

在正常生理情况下,颅内动脉的动脉压低于主动脉弓或其分支的压力,以保持正常的颅内供血。当这种压力梯度发生颠倒,血液则可由头部向心脏方向逆流或流往上肢。"锁骨下动脉盗血"就是由于病变使锁骨下动脉的压力低于基底动脉的结果。动物实验发现,当急性闭塞犬的右锁骨下动脉近心侧时,引起右椎动脉血流逆行,这种血流逆行取决于全身血压和右椎-锁骨下动脉联结处的血压差,当血压差增加时,即引起血流逆行。

(二)引起锁骨下动脉盗血的因素

在锁骨下动脉或头臂干近心侧有闭塞,但并不都发生"盗血"现象。产生椎动脉血流逆行,要有许多生理或解剖上的因素,其中最重要的是锁骨下动脉狭窄的程度,这在有盗血的患者,其两上肢收缩压差常较不发生盗血者要大。此外,还要看侧支循环的情况。

(三)"盗血"的方式

(1)一侧锁骨下动脉或头臂干近心端闭塞时,血液流动方向为对侧椎动脉→基底动脉→患侧椎动脉→患侧锁骨下动脉的远心端。

(2)头臂干闭塞时,除按上述方式外,同时血液经由后交通动脉→患侧颈内动脉→颈总动脉→患侧锁骨下动脉的远心端。

(3)左锁骨下动脉和右侧头臂干同时狭窄,血液经两侧后交通动脉→基底动脉→两侧椎动脉→两侧锁骨下动脉的远心端。有学者将所见 40 例分为:①椎动脉-椎动脉(占 66%)。②颈动脉-基底动脉(占 26%)。③颈外动脉-椎动脉(占6%)。④颈动脉-锁骨下动脉(占 2%)。

(四)"盗血"时侧支循环的意义

当锁骨下动脉盗血时,侧支循环的出现是对阻塞的一种反应。脑血管造影常见下列 5 种侧支循环。

(1)椎动脉和椎动脉。

(2)甲状腺动脉和甲状腺动脉。

(3)颈升动脉和同侧椎动脉及椎前动脉的分支。

(4)同侧颈升动脉和椎动脉的分支。

(5)颈外动脉的枕支和同侧椎动脉的肌支(枕椎吻合)。

从理论上来看,基底动脉环是一个良好的侧支循环系统,但它受先天发育的限制,尤其是后交通动脉发育不良(占 22%),在颅外有大血管阻塞时,能严重影响血液循环。

五、临床表现

(1)单侧锁骨下动脉起始段闭塞可引起锁骨下动脉-椎动脉盗血表现,同侧椎动脉的逆向血流为该侧上肢动脉供血,导致椎-基底动脉供血不足,表现为眩晕、恶心、呕吐、复视、构音障碍、吞咽困难、共济失调、交叉性瘫痪等症状。

(2)上肢动脉缺血表现:疼痛、无力、苍白、发凉等症状,活动后加重。患侧桡动脉搏动减弱或消失,收缩期血压较正常对侧降低≥2.7 kPa(20 mmHg),在锁骨上窝可听到血管杂音。

(3)既往曾使用内乳动脉行冠状动脉旁路移植术的患者,同侧锁骨下动脉起始段闭塞可出现内乳动脉桥的逆向血流导致心肌缺血并再发心绞痛,被称为锁骨下动脉-冠状动脉盗血。

六、辅助检查

(一)体格检查

如患者出现无力、麻木、肢体发凉等上肢缺血症状,或出现头晕、眩晕等椎-基底动脉缺血症状,应引起注意。如发现一侧脉搏减弱或消失,双侧血压不对称,差异超过 2.7 kPa(20 mmHg),则提示一侧锁骨下动脉狭窄或闭塞,有时听诊可闻及血管收缩期杂音。

(二)超声多普勒检查

对于闭塞性病变,超声多普勒检查可以发现远端锁骨下动脉血流流速减慢以及椎动脉的反向血流。对于狭窄性病变,可发现狭窄远端血流流速加快,有时亦可通过压力试验诱发椎动脉盗血。彩色多普勒超声诊断椎动脉盗血的准确性超过 95%。另外,介入治疗术后也应该做超声多普勒检查对患者进行随访,观察血管的通畅性及椎动脉血流情况。

(三)CTA 及 MRA

CTA 和 MRA 检查是明确诊断的重要手段,其可以清晰判断病变部位、狭窄程度及闭塞远端血管的情况,对于钙化病变的诊断优于 DSA 动脉造影,其诊断的特异性达到 99%,同时对椎动脉的发育情况可做出明确判断,为下一步治疗方案的制订提供重要参考。

(四)DSA 动脉造影

DSA 可以检查局部病变,明确诊断,同时可以对颅内血供进行详细评估,但由于其有创性,患者常不易接受,一般不作为常规诊断手段。但在可疑的病例及介入术前判断证实椎动脉盗血逆流有重要价值,应进行检查。

七、诊断

(1)头臂干疾病的首要筛查方式是体格检查,包括仔细评估上肢动脉搏动情况,测量并比较双上肢血压,听诊锁骨下动脉有无血管杂音等。双功能超声主要用于观察椎动脉有无逆向血流及颅外段颈动脉的狭窄、闭塞等病变。

(2)怀疑有头臂干病变存在时,无创影像学检查如磁共振成像(MRI)或计算机体层成像(CT)可对主动脉及其分支清晰地成像。一些有幽闭恐惧症的患者或体内有金属植入物的患者不能进行 MRI 检查;患者的身体形态也会影响 CT 和 MRI 的成像质量;患者体内如果存在金属植入物,可产生假象而影响 CT 和 MRI 对血管的精确成像。在进行头臂干各支血运重建手术前应行脑 CT 或 MRI 检查,如明确发现存在近期梗死灶应慎重,因为这些病灶更易出现缺血再灌注损伤。

(3)动脉造影检查仍是动脉疾病诊断的"金标准"。当无创影像学检查不能明确病变时,应进行动脉造影检查。其不足包括局部动脉损伤、卒中风险、造影剂相关性肾损害等。

八、治疗

(一)内科治疗

内科治疗的目的是减轻脑缺血的症状,降低脑卒中的危险,控制现有的疾病,如高血压、糖尿病、高脂血症及冠心病等。

(二)外科治疗

1.血运重建手术

(1)适应证:血运重建术的适应证包括引起临床症状的各种头臂干病变,临床症状主要包括大脑缺血症状、椎-基底动脉供血不足症状和上肢缺血症状。大脑缺血症状主要表现为卒中和短暂性脑缺血发作;椎-基底动脉供血不足由颅内持续低血流量状态引起,表现为眩晕、恶心、失衡等,头臂干和锁骨下动脉起始段闭塞引起的盗血综合征可导致椎-基底动脉供血不足、心肌缺血、大脑前循环缺血症状(如偏瘫、失语)等;上肢缺血症状可表现为活动后上肢疼痛、远端动脉栓塞可出现指端缺血等。

(2)手术方式的选择。①解剖学血运重建术(经胸入路):预后较好的多头臂血管病变患者首选。人工血管旁路和左锁骨下动脉起始段同时存在病变,可建立人工血管侧臂方式重建血运。术后管理:术后24小时患者应在监护室密切观察。纵隔引流量低于200 mL/d时拔出引流管。患者出院时应给予严格的开胸术后宣教。除术后早期随访外,每6个月需行颅外颈动脉及人工血管双功能超声检查,1年后每年复查双功能超声。②非解剖学血运重建手术(经颈入路):适用于单一锁骨下动脉病变患者或存在开胸手术禁忌证的患者。常用手术术式有锁骨下动脉-颈动脉转位术、颈动脉-锁骨下动脉旁路术、腋-腋动脉和锁骨下-锁骨下动脉旁路术、颈-颈动脉旁路术、颈动脉-对侧锁骨下动脉旁路术。术后管理:非解剖学血运重建术后的血流生理压力低于解剖学血运重建。术后早期应重视有无神经系统并发症(尤其是术中曾阻断颈动脉者)。应在手术室内对患者各种运动功能的恢复情况进行观察,然后再送至麻醉恢复室进行至少1小时的观察。如果患者无神经系统改变,应在遥测监护式病房监测24小时。除早期随访外,术后每6个月需行血管移植物双功能超声检查评价通畅情况,1年后每年复查双功能超声。

2.经皮腔内血管成形术

目前多采用经皮腔内血管成形术(percutaneous transluminal angioplasty,PTA)来治疗。PTA是指应用球囊导管、支架等介入器材,采用球囊扩张技术或植入支架,对各种原因所致的血管狭窄或闭塞性病变进行血管开通或维持血管通畅的微创技术。术后长期应用抗凝及抗血小板聚集药物取得理想的远期疗效。

九、护理评估

(一)术前评估

1.健康史及相关因素

患者的年龄、性格和工作。本次发病的特点和经过,是否出现无力、麻木、肢体发凉等症状,是否出现头晕、眩晕等症状,是否出现一侧脉搏减弱或消失,是否出现双侧血压不对称,有无高血压、动脉粥样硬化、感染性疾病(梅毒、结核等)、先天性疾病、胸部外伤、无脉症、巨细胞动脉炎、栓塞或瘤栓、风湿性心脏病等病史。

2.病史

评估患者的职业、文化水平与语言背景,如出生地、生长地及方言等;以往和目前的语言能力;患者的意识水平、精神状态及行为表现,是否意识清楚、配合检查,有无定向力、注意力、记忆力和计算力等智力障碍;患者的心理状态,观察有无孤独、抑郁、烦躁及自卑情绪;家庭及社会支持情况。

3.身体情况

(1)局部和全身:评估患者的生命体征、意识状态、肌力和肌张力、感觉功能等。有无神经系统功能障碍,是否影响患者的自理能力,有无发生意外伤害的危险。

(2)主要通过与患者交谈,让其阅读、书写及采用标准化的量表来评估患者言语障碍的程度、类型和残存能力。注意检查患者有无听觉和视觉缺损;是右利手还是左利手,能否自动书写或听写、抄写;能否按照检查者指令执行有目的的动作;能否对话、看图说话、跟读、物体命名、唱歌、解释单词或成语的意义等。评估口、咽、喉等发音器官有无肌肉瘫痪及共济运动障碍,有无面部表情改变、流涎或口腔滞留食物。

(3)辅助检查:了解超声多普勒检查、CTA 和 MRA 检查、DSA 动脉造影情况。

4.心理-社会评估

患者出现无力、麻木、肢体发凉或头晕、眩晕等症状,患者及家属会出现焦虑、恐惧、不安等情绪。评估患者及家属的心理状况,患者及家属对疾病及其手术治疗方法、目的和结果有无充分了解,对手术的心理反应或有无思想准备,有何要求和顾虑。

(二)术后评估

评估手术方式、麻醉方式及术中情况,评估术后穿刺部位是否有渗出、水肿、疼痛等情况,观察有无并发症的迹象。

十、护理问题

(一)躯体活动障碍

躯体活动障碍与椎-基底动脉供血不足有关。

(二)有跌倒的危险

跌倒与眩晕、平衡失调有关。

(三)语言沟通障碍

语言沟通障碍与椎-基底动脉供血不足有关。

(四)吞咽障碍

吞咽障碍与椎-基底动脉供血不足有关。

(五)潜在并发症

过度灌注综合征、穿刺处局部血肿、支架内血栓形成。

十一、护理目标

(1)患者活动能力逐渐恢复,生理需求能够得到满足。

(2)能采取有效的安全措施防止患者意外受伤。

(3)患者及家属对沟通障碍表示理解;能最大限度地保持沟通能力,采取有效的沟通方式表达自己的需要;能配合语言训练,语言功能逐渐恢复正常。

(4)能掌握恰当的进食方法,并主动配合进行吞咽功能训练,营养需要得到满足,吞咽功能逐渐恢复。

(5)预防过度灌注综合征的发生,发生过度灌注综合征时能及时识别。

(6)预防穿刺处局部血肿的发生,发生血肿时能及时识别。

(7)预防支架内血栓的形成,发生支架内血栓时能及时识别。

十二、护理措施

(一)躯体活动障碍

1.生活护理

可根据 Barthel 指数评估患者的日常生活活动能力,并根据自理程度给予相应的协助。

2.运动训练

应考虑患者的年龄、性别、体能、疾病性质及程度,选择合适的运动方式、持续时间、运动频率和进展速度。

3.安全护理

运动障碍的患者重点要防止坠床和跌倒,确保安全。

4.心理护理

给患者提供有关疾病、治疗及预后的可靠信息;关心、尊重患者,多与患者交谈,鼓励患者表达自己的感受,指导其克服焦躁、悲观情绪,适应患者角色的转变;避免任何不良刺激和伤害患者自尊的言行,尤其在协助患者进食、洗漱和如厕时不要流露出厌烦情绪;正确对待康复训练过程中患者所出现的诸如注意力不集中、缺乏主动性、畏难、悲观及急于求成心理等现象,鼓励患者克服困难,摆脱对照顾者的依赖心理,增强自我照顾能力与自信心;营造和谐的亲情氛围和舒适的休养环境,建立医院、家庭、社区的协助支持系统。

(二)有跌倒的危险

1.安全护理

指导患者卧床休息,枕头不宜太高(以 15°～20°为宜),以免影响头部的血液供应。仰头或头部转动时应缓慢且转动幅度不宜太大。避免重体力劳动,沐浴和外出应有家人陪伴,以防发生跌倒和外伤。

2.用药护理

指导患者遵医嘱正确服药,不可自行调整、更换或停用药物。肝素等抗凝药物可导致出血,用药过程中应注意观察有无出血倾向、皮肤瘀点和瘀斑、牙龈出血,有消化性溃疡和严重高血压者禁用。

(三)语言沟通障碍

1.心理护理

患者常因无法表达自己的需要和感情而烦躁、自卑,护士应耐心解释不能说话或说话吐词不清的原因,关心、体贴、尊重患者,避免挫伤其自尊心的言行;鼓励患者克服羞怯心理,大声说话,当患者进行尝试和获得成功时给予肯定和表扬;鼓励家属、朋友多与患者交谈,并耐心、缓慢、清楚地解释每一个问题,直至患者理解、满意;营造一种和谐的亲情氛围和轻松、安静的语言交流环境。

2.沟通方法指导

鼓励患者采取任何方式向医护人员或家属表达自己的需要,可借助符号、描画、图片、表情、手势、交流板、交流手册或 PACE 技术(利用更接近实际交流环境的图片及不同的表达方式,使患者尽量调动自己的残存能力,以获得实用化的交流技能,是目前国际公认的实用交流训练法)等,提供简单而有效的双向沟通方式。

3.语言康复训练

构音障碍的康复以发音训练为主,遵循由易到难的原则。护士每天深入病房,接触患者的时间最多,可以在专业语言治疗师指导下,协助患者进行床旁训练。具体方法如下。

(1)肌群运动训练:指进行唇、舌、齿、软腭、咽、喉与颌部肌群运动。包括缩唇、叩齿、伸舌、卷舌、鼓腮、吹起、咳嗽等活动。

(2)发音训练:由训练张口诱发唇音(a、o、u)、唇齿音(b、p、m)、舌音,到反复发单音节(pa、da、ka),当能够完成单音节发音后,让患者复诵简单句,如早-早上-早上好。

(3)复述训练:复述单词和词汇,可出示与需要复诵内容相一致的图片,让患者每次复述 3～5 遍,轮回训练,巩固效果。

(4)命名训练:让患者指出常用物品的名称及说出家人的姓名等。

(5)刺激法训练:采用患者所熟悉的、常用的、有意义的内容进行刺激,要求语速、语调和词汇长短调整合适;刺激后应诱导而不是强迫患者应答;多次反复给予刺激,且不宜过早纠正错误;可利用相关刺激和环境刺激法等,如听语指图、指物和指字。语言康复训练是一个由少到多、由易到难、由简单到复杂的过程,训练效果很大程度上取决于患者的配合和参与。因此,训练过程中应根据病情轻重及患者情绪状态,循序渐进地进行训练,切忌复杂化、多样化、避免产生疲劳感、注意力不集中、厌烦或失望情绪,使其体会到成功的乐趣,从而坚持训练。

(四)吞咽障碍

1.病情评估

观察患者能否经口进食及进食类型(固体、流质、半流质)、进食量和进食速度,饮水时有无呛咳;评估患者吞咽功能,有无营养障碍。

2.饮食护理

(1)体位选择:选择既安全又有利于进食的体位。

(2)食物的选择:选择患者喜爱的、营养丰富的、易消化食物,注意食物的色、香、味及温度,为防止误吸,便于食物在口腔内的移送和吞咽,食物应柔软、密度与性状均一;不易松散、有一定黏度;能够变形,利于顺利通过口腔和咽部;不易粘在黏膜上。

(3)吞咽方法的选择:空吞咽和吞咽食物交替进行。侧方吞咽:吞咽时头侧向健侧肩部,防止食物残留在患侧梨状隐窝内;点头样吞咽:吞咽时,配合头前屈、下颌内收,如点头样的动作,加强对气道的保护,利于食物进入。

(4)对不能吞咽的患者,应予鼻饲饮食,并教会照顾者鼻饲的方法及注意事项,加强留置胃管的护理。

3.防止窒息

因疲劳有增加误吸的危险,所以进食前应注意休息;应保持进餐环境的安静、舒适;告知患者进餐时不要讲话,减少进餐时环境中分散注意力的干扰因素,如关闭电视或收音机、停止护理活动等,以避免呛咳和误吸;应用吸管饮水需要比较复杂的口腔肌肉功能,所以,患者不可用吸管饮水、饮茶,用杯子饮水时,保持水量在半杯以上,以防患者低头饮水体位增加误吸的危险;床旁备吸引装置,如患者呛咳、误吸或呕吐应立即指导其取头侧位,及时清理口、鼻腔内分泌物和呕吐物,保持呼吸道通畅,预防窒息和吸入性肺炎。

(五)潜在并发症

1.过度灌注综合征

术后 24～48 小时应密切观察患者的意识、瞳孔、血压、呼吸及肢体活动,围手术期有效的血压控制是预防此并发症的有效措施;监测患者的血压变化,消除焦虑等精神因素引起的血压增高,使血压维持在基础血压 2/3 水平。对于上肢出现的肿胀,一般不予处理可自行缓解;严重者可抬高上肢,用硫酸镁湿敷可缓解。

2.穿刺处局部血肿

穿刺处局部血肿多是由于穿刺操作不当、术前及术中大量应用抗凝剂、压迫止血方法不当、穿刺侧肢体过早活动或不适当活动、高血压、糖尿病等因素造成的。护理上应密切观察局部血肿是否增大,有无硬结、红肿、感染等征象,一般可自行吸收。腔内手术拔鞘管后用左手示指和中指压股动脉穿刺点,一般在皮肤穿刺点的正上方 1.5～2.0 cm 处,压迫 15～20 分钟,再以无菌纱布覆盖穿刺点并用弹力绷带加压包扎。患者返回病房后,应定时观察穿刺局部敷料有无渗血、局部有无瘀斑、肿胀,出现瘀斑者应注意观察范围有无扩大等,必要时通知医师处理。告知患者患侧下肢伸直制动 12 小时,平卧 24 小时,嘱患者不要做屈髋动作,用力咳嗽及协助翻身时用手按压在穿刺处。

3.支架内血栓形成

支架植入术严重的并发症是支架内血栓形成,在术中植入支架前先经静脉推注肝素(50 U/kg)全身肝素化,术后给予抗凝治疗 2～3 天,低分子量肝素每 12 小时一次,皮下注射,监测凝血指标,遵医嘱按时服用抗血小板药物。在给予抗凝及抗血小板聚集治疗时,护理观察的重点在于观察患者有无注射部位出血、牙龈出血、鼻出血、血尿等出血事件,必要时减少药物剂量或停药。

十三、护理评价

(1)患者活动能力是否逐渐恢复,生理需求能否得到满足。

(2)患者未发生跌倒的危险。

(3)患者能有效表达自己的基本需要和情感,情绪稳定,自信心增强。能正确地使用文字、表情或手势等交流方式进行有效沟通。能主动参与和配合语言训练,口语表达、理解、阅读及书写能力逐步增强。

(4)掌握正确的进食或鼻饲方法,吞咽功能逐渐恢复,未发生营养不良、误吸、窒息等并发症。

　　(5)发生过度灌注综合征、穿刺处局部血肿、支架内血栓时得到及时发现与处置。

十四、健康指导

　　(1)遵医嘱按时服用抗血小板药物,不得随意加量、减量或停药,告诉患者注意皮肤、黏膜有无瘀斑,观察大便的颜色,如出现黑便,应高度警惕上消化道出血。

　　(2)定期复查凝血三项,门诊随诊。

　　(3)加强其他导致血管狭窄危险因素的控制,如高血压、糖尿病及高血脂等。

　　(4)宜低盐、低脂、低胆固醇饮食。

　　(5)避免患侧肢体超负荷活动,预防血管内支架的负荷运动移位。

　　(6)如出现术前症状(如头晕、上肢无力等)应及时就诊。

第三节　二尖瓣狭窄

　　二尖瓣狭窄是指二尖瓣瓣膜受损、瓣膜功能和结构异常所致的瓣口狭窄。发病率女性高于男性,在儿童和青年期发作风湿热后,往往在 20 岁以后才出现临床症状。

一、病因

　　本病主要由风湿热所致,目前以老年退行性病变及先天性疾病为主。风湿热反复发作并侵及二尖瓣后,在瓣膜交界处黏着融合,造成瓣口狭窄,瓣叶增厚、挛缩、变硬和钙化等都进一步加重瓣口狭窄,并限制瓣叶活动。

二、临床表现

(一)症状

　　因肺淤血和肺水肿而出现劳力性呼吸困难、咳嗽、咯血、端坐呼吸和夜间阵发性呼吸困难,还可出现心悸、头晕、乏力等心排血量不足的表现。

(二)体征

(1)视诊:二尖瓣面容,面颊和口唇轻度发绀,右心衰竭者可见颈静脉怒张、肝大、腹水和双下肢水肿。

(2)触诊:多数患者在心尖部能扪及舒张期震颤,右心室肥大者心前区可扪及收缩期抬举样搏动。

(3)听诊:心尖部第一心音亢进,舒张中期隆隆样杂音,在胸骨左缘第3、第4肋间可闻及二尖瓣开放拍击音,肺动脉高压和右心室衰竭者第二心音亢进、轻度分裂。

三、护理评估

评估患者的身体状况。患者心电图呈现电轴右偏、P波增宽、呈双峰或电压增高,右束支传导阻滞或右心室肥大。病程长者常有心房颤动。X线检查常见心房扩大。食管超声检查对检出左心房血栓的意义极大。

四、治疗

(一)非手术治疗

非手术治疗适用于无症状或心功能Ⅰ级的患者。注意休息,避免剧烈运动,控制钠盐摄入,并积极预防感染,定期(6～12个月)复查,呼吸困难者口服利尿剂,避免和控制诱发急性肺水肿的因素,如急性感染、贫血等。

(二)手术治疗

1.适应证

心功能Ⅱ级以上且瓣膜病变明显者,需择期手术。心功能Ⅳ级、急性肺水肿、大咯血、风湿热活动和感染性心内膜炎等情况,原则上应积极内科治疗,病情改善后应尽早手术,如内科治疗无效,则应急诊手术,挽救生命。已出现心房颤动的患者,心功能进行性减退,易发生血栓栓塞,应尽早手术。

2.手术方法

经皮穿刺球囊导管二尖瓣交界扩张分离术;适用于单纯隔膜型和隔膜增厚型二尖瓣狭窄,瓣叶活动好、无钙化、无心房颤动以及左心房内无血栓者。

3.直视手术

在体外循环直视下行二尖瓣交界切开及瓣膜形成术。漏斗型者瓣膜重度纤维化、硬化、挛缩或钙化,病变严重、已无法修复,则需切除瓣膜,行二尖瓣置换术。临床上使用的人工瓣膜有机械瓣膜、生物瓣膜两大类。

五、护理措施

(一)术前护理

(1)限制患者活动量:促进休息,避免情绪激动。

(2)改善循环功能,纠正心力衰竭:注意观察心率和血压情况;吸氧,改善缺氧情况;限制液体摄入;遵医嘱应用强心、利尿、补钾药物。

(3)加强营养:指导患者多吃高热量、高蛋白及富含维生素的食物,以增强机体对手术的耐受力,限制钠盐摄入。低蛋白血症和贫血者,给予清蛋白、新鲜血输入。

(4)预防感染:指导患者戒烟;冬季注意保暖,预防呼吸道和肺部感染;保持口腔和皮肤卫生,避免黏膜和皮肤损伤;积极治疗感染灶,预防术后感染性心内膜炎的发生。

(5)心理护理:许多患者因缺乏疾病和手术相关知识,对疾病和手术产生不确定感、恐惧,导致失眠,甚至诱发高血压、心律失常等,护士要从语言、态度、行为上与患者建立信任关系,鼓励患者说出自己的感受和问题,介绍疾病和手术相关知识,使患者积极配合治疗和护理。

(二)术后护理

1.加强呼吸道管理

(1)对留有气管插管的患者,及时吸痰和湿化气道。

(2)气管插管拔除后定期协助患者翻身、拍背,指导其咳嗽、咳痰,保持气道通畅。

2.改善心功能和维持有效循环血容量

(1)加强病情观察:密切监测生命体征;观察尿量、外周血管充盈情况和中心静脉压等变化;监测心电图变化,警惕出现心律失常。

(2)补充血容量:记录每小时尿量和 24 小时液体出入量;排除肾功能因素影响,若尿量<1 mL/(kg·h),提示循环血容量不足,及时补液,必要时输血,但术后 24 小时出入量应基本呈负平衡,血红蛋白一般维持在 100 g/L 左右。

(3)遵医嘱应用强心、利尿、补钾药物:对服用洋地黄的患者,注意观察,若发现心率慢、胃肠道不适、黄绿视等,立即通知医师。

(4)控制输液速度和输液量:使用血管活性药时应用输液泵或注射泵控制输液速度和输液量。

3.抗凝治疗

机械瓣置换术后的患者,必须终身不间断抗凝治疗;置换生物瓣的患者需抗凝3～6个月。行瓣膜置换术的患者,术后24～48小时即给予华法林抗凝治疗,抗凝治疗效果以凝血酶原时间活动度国际标准化比值(INR)保持在2.0～2.5为宜。定期抽血查看INR,调整华法林的剂量。

4.并发症的观察、预防和处理

(1)出血:①间断挤压引流管,观察并记录引流液的形状及量。若引流量持续2小时超过4 mL/(kg•h)或有较多血凝块,伴血压下降、脉搏增快、躁动、出冷汗等低血容量表现,考虑有活动性出血,及时报告医师,并积极准备再次开胸止血;②在服用华法林等抗凝药物期间,应密切观察患者有无牙龈出血、鼻出血、血尿等出血征象,重者可出现脑出血,出现异常及时通知医师处理。

(2)动脉栓塞:抗凝不足的表现。警惕患者有无突发晕厥、偏瘫或下肢厥冷、疼痛、皮肤苍白等血栓形成或肢体栓塞的现象。

六、健康指导

(1)疾病预防:注意个人及家庭卫生,减少细菌和病毒侵入。

(2)饮食指导:给予含有高蛋白、丰富维生素、低脂肪的饮食,少食多餐,避免过量进食加重心脏负担。

(3)休息与活动:一般术后3～6个月,避免劳累,根据心功能恢复情况,进行适当的户外活动,并逐渐增加活动量。

(4)遵医嘱服药:遵医嘱服用强心、利尿、补钾及抗凝药物,并教会其观察药物的作用及不良反应。

(5)定期复查,术后半年内定期复查凝血酶原时间,根据结果遵医嘱调整用药。

第四节 脓 胸

脓胸就是化脓性感染导致的胸腔积液。可分为单侧或双侧,局限性或全脓胸。胸内或胸外感染均可侵入正常无菌胸膜腔引起积脓。当细菌的数量大且毒力较强,压倒宿主的防御反应时,就会发生感染。最常见的病因为肺部炎症继发感染,占 50% 以上;其次为医源性病变,如术后并发症或各种诊断、治疗,胸腔穿刺,经皮活检等,约占 25%;其他为外伤性和腹部感染等,脓胸可发生在任何年龄。一旦脓胸发生在消耗性病变,如恶性肿瘤、糖尿病、免疫功能或心肺功能减退患者,或高龄患者,病死率较高,近 20%。

常见菌种随疾病及抗生素的应用而改变,青霉素问世前以溶血性链球菌和肺炎链球菌多见,20 世纪 60 年代耐药的金黄色葡萄球菌流行,20 世纪 80 年代起对广谱高效抗生素也耐药的大肠埃希菌、变形杆菌和铜绿假单胞菌、厌氧菌、真菌等不断增多。

一、病理与临床

致病菌侵入胸腔的途径:直接污染,如肺脓肿、胸壁感染、创伤、胸腔穿刺或剖胸手术等;局部感染灶的持续性扩散,如肺炎、颈深部、纵隔或上腹部脓肿等引起的脓胸;继发于脓毒血症或败血症;血胸、血气胸患者继发感染;支气管胸膜瘘、食管癌术后吻合口漏、食管自发破裂等。

按疾病发展过程,美国胸科协会将脓胸形成的过程分为 3 个时期,即急性(渗出期)、亚急性(纤维素性脓性期)和慢性(机化期)脓胸。各期出现不同病理生理变化和临床症状。

(一)急性渗出期

胸膜明显肿胀并有稀薄的渗出液。纤维蛋白沉积在肺的表面。肺和胸部感染均可引起胸膜腔的局部炎性反应,干扰胸腔积液的正常平衡,引起渗出性积液,抽出的胸腔积液稀、呈黄色,比重 >1.018,蛋白质含量 >2.5 g/100 mL,葡萄糖含量 >40 mg/100 mL,pH>7.20,乳酸脱氢酶(LDH)$<1\ 000$ U/L,白细胞计数 $>0.5\times10^9$/L(500/mm³),少量多形核,培养常无细菌。临床出现发热、咳嗽、胸痛或伴气促。胸腔积液量多时胸壁膨隆,叩诊呈浊音,呼吸音轻。胸部 X 线检查见胸腔积液。早期积极抗炎或抽液治疗,胸腔积液消退,被压缩肺可复张。

(二)亚急性纤维脓性期

有大量的纤维蛋白沉积在肺的表面,壁层胸膜较脏层胸膜表面更多。炎症持续数天后,细菌繁殖,炎症加剧,胸膜腔纤维素沉着引起早期包裹性脓胸。胸腔积液黏稠,混浊,其中蛋白质含量 >3 g/100 mL,葡萄糖含量 <40 mg/100 mL,pH<7.20,LDH$>1\ 000$ U/L,培养见细菌生长,临床仍有发热、咳嗽、气促等感染症状,此时胸膜腔纤维素沉积,引起粘连,即使抗感染与引流也难以使全肺扩张消灭脓腔,病情转入慢性阶段。

(三)慢性机化期脓胸

4～6周后,由于延迟治疗或引流不畅,脓液稠厚呈胶冻状,静置24小时以上分层明显,沉淀物占75%以上,胸膜表面长入成纤维细胞形成无弹性增厚纤维板,包裹肺表面阻碍肺的扩张,患侧胸壁塌陷,肋间收缩变窄,患者慢性病容、消瘦、乏力、贫血、气短,X线检查示胸膜增厚,时有小腔或包裹性积液,肋间隙变窄、脊柱侧弯,不治疗脓胸可腐蚀邻近组织,如溃穿胸壁称作自溃性脓胸,或进一步机化造成纤维胸。如果患者突然出现脓痰,则提示形成了支气管胸膜瘘,脓液自发引流至支气管。

上述临床病理的分期互有相应发展的过程,并无明显分界线,但可作为不同病变阶段的治疗参考,特别是可根据细菌菌种、胸膜腔内脓液和形成包裹性积液或脓腔的情况来选择手术治疗方法,治疗脓胸的指征是根据脓胸的病期,仔细估计治疗效果(如脓胸引流是否充分有效、脓腔感染控制程度等),调整手术治疗方案。

二、护理评估

(一)术前评估

1.健康史

(1)个人情况:患者的年龄、性别、职业、生活方式、吸烟和饮酒史等。

(2)既往史:既往有无呼吸道感染性疾病史、发病经过及诊治过程;有无高血压、糖尿病等。

2.身体状况

(1)有无发热、胸痛、呼吸急促。

(2)有无咳嗽、咳痰,痰量、颜色及性状。

(3)呼吸音是否减弱或消失,患侧胸部叩诊有无浊音。

(4)有无全身乏力、食欲减退、贫血、低蛋白血症等。

(5)血常规、胸部X线检查及脓液细菌培养有无异常发现。

3.心理-社会状况

(1)患者和家属对脓胸的认识、心理承受程度。

(2)患者有无焦虑、恐惧等异常情绪和心理反应。

(二)术后评估

(1)患者手术及麻醉方式,术中出血、补液、输血情况。

(2)患者生命体征、血氧饱和度是否平稳。

(3)有无发热、胸闷、呼吸浅快、发绀及肺部痰鸣音。

(4)胸腔引流管是否通畅,引流液及胸腔冲洗液的量、颜色与性状。

(5)有无出血、肺炎、肺不张、感染扩散等并发症发生。

三、护理问题

(一)气体交换受损

气体交换受损与脓液压迫组织、胸壁活动受限有关。

(二)急性疼痛

急性疼痛与炎症刺激有关。

(三)体温过高

体温过高与感染有关。

(四)营养失调

营养失调与营养摄入不足,代谢、消耗增加有关。

四、护理目标

(1)患者气体交换功能正常。

(2)患者自述疼痛减轻或消失。

(3)患者体温恢复正常。

(4)患者营养状况改善。

五、护理措施

(一)非手术治疗的护理

1.饮食护理

给予牛奶、鸡蛋、瘦肉、豆制品、新鲜的蔬菜、水果等高热量、高蛋白、富含维生素及易消化的饮食,必要时给予静脉高营养治疗,静脉输注新鲜血、血浆或清蛋白。

2.高热护理

(1)鼓励患者卧床休息,多饮水。

(2)保持口腔清洁,以及床单位、衣裤干燥整洁。

(3)必要时给予冰敷、酒精擦浴等物理降温措施。

(4)遵医嘱应用退热及抗菌药物等。

3.疼痛护理

评估患者的疼痛程度,必要时遵医嘱给予镇静、镇痛处理。

4.改善呼吸功能

(1)体位:取半卧位,有利于呼吸及引流;有支气管胸膜瘘的患者应取患侧卧位,避免脓液流向健侧。

(2)吸氧:根据病情选择吸氧方式及氧流量,一般为 $2\sim4$ L/min。

(3)呼吸道管理:①指导患者深呼吸及有效咳嗽、咳痰。②通过吹气球、使用呼吸功能训练器,促使肺充分膨胀。③保持呼吸道通畅,痰液黏稠时给予雾化吸入;痰液较多者,协助患者排痰或体位引流;咳痰困难者,指压患者胸骨切迹上方气管,刺激咳嗽、咳痰,必要时进行电动吸痰或纤维支气管镜吸痰。

5.心理护理

及时给予心理疏导,使患者保持良好心态。

(二)手术治疗的护理

1.术前护理

协助做好术前检查,术前常规准备。

2.术后护理

(1)病情观察:严密观察患者的体温、心率、呼吸、血压及神志变化;注意观察患者的呼吸频率,有无呼吸困难及发绀等征象。

(2)防止反常呼吸:慢性脓胸行胸廓成形术后患者,术中切除与脓胸相应的数根肋骨,易造成胸壁软化部分塌陷。①患者宜取术侧向下卧位,并用厚棉垫、胸带等加压包扎,包扎要松紧适度并随时检查和调整。②根据肋骨切除范围,在胸廓下垫一硬枕或用 $1\sim3$ kg 沙袋压迫,防止反常呼吸。

(3)胸腔闭式引流术后护理。①保持引流通畅:因脓液黏稠易堵塞管道,宜选择直径较粗的引流管;引流管插入位置应在脓腔最低点,以利于脓液排出。若引流管不畅、捏挤引流管无效时,可用温生理盐水加敏感抗菌药物进行冲洗,冲洗时保持速度、压力适当,并密切观察患者反应。②密切观察引流液的颜色、量及性状。③保持局部清洁,及时更换敷料。④行胸膜纤维板剥脱术的患者术后易发生渗血,应及时发现活动性出血并处理。

(4)康复训练:胸廓成形术后患者易发生脊柱侧弯及术侧肩关节的活动障碍,故康复训练尤为重要。具体做法:取直立姿势,练习头部前后左右回转运动,练习上半身的前屈运动及左右弯曲运动等。

(三)术后并发症的观察与护理

1.出血

观察:术后 2～3 小时胸腔引流量＞100 mL/h 且呈鲜红色,或患者出现血压下降、心率增快、尿量减少、烦躁不安且贫血貌,须警惕为出血。

护理:立即通知医师,遵医嘱应用止血药物,快速输血、输液。必要时做好再次手术的准备。

2.肺炎、肺不张

观察:患者出现烦躁、胸闷、呼吸困难、不能平卧、体温升高、发绀等症状。

护理:术后早期鼓励患者咳嗽、咳痰,若有不适立即通知医师并协助处理,必要时吸痰或行气管切开吸痰。

3.感染扩散

观察:患者出现持续高热,剧烈咳嗽,白细胞计数升高或出现全身中毒症状。

护理:做好高热护理;根据胸腔积液或血培养结果和药敏试验结果,选择有效的抗菌药物控制感染,遵医嘱保证药物严格按时、按量应用。

六、健康教育

(一)疾病预防

1.预防感染

劝导戒烟;注意口腔卫生;告知患者及时添加衣物,注意保暖,防止肺部感染。

2.加强营养

给予新鲜蔬菜、水果、瘦肉、鱼肉、蛋、奶等营养丰富的饮食,增强机体抵抗力。

(二)活动锻炼

出院后 1 个月内避免剧烈运动,避免抬、举重物,避免屏气;保证充足睡眠,避免劳累;指导患者做康复运动,进行力所能及的有氧锻炼,如太极拳、散步等。

(三)遵医嘱按时服药、复诊

定期复查肺功能,若有发热、胸痛等不适立即就医。

七、护理评价

(1)患者呼吸功能是否改善。

(2)患者疼痛是否减轻或消失。

（3）患者体温是否恢复正常。

（4）患者营养状况是否改善。

八、关键点

（1）积极排净胸腔积脓，保存与恢复肺功能是脓胸处理的关键。

（2）保持胸腔引流通畅是排净胸腔脓液、治愈脓胸的关键措施。

第五节　胃十二指肠溃疡

胃十二指肠溃疡是一种局限性圆形或椭圆形的局限性黏膜缺损，累及黏膜、黏膜下层和肌层，治愈后不留瘢痕。因溃疡的形成与胃酸-蛋白酶的消化作用有关，也称为消化性溃疡。胃十二指肠是好发部位，近年来认为病因是多因素的，是全身疾病的局部表现。

一、流行病学

消化性溃疡是常见的消化系统慢性疾病。据估计一般人群中，5％～10％的人在其一生中某一时期曾患过胃或十二指肠溃疡。近40年来，欧美及亚洲等地区的消化性溃疡发病率、死亡率、住院率和外科手术率均有下降趋势。而溃疡并发症的患病率却相对稳定，甚至有上升趋势。老年人消化性溃疡，尤其是老年妇女消化性溃疡的死亡率和住院率都有增高的趋势。这可能与人口老龄化、非甾体抗炎药的广泛应用有关。十二指肠溃疡（duodenal ulcers，DU）的发病率明显高于胃溃疡（gastric ulcer，GU），但在一些西方国家这种差异有逐渐减小的倾向。十二指肠溃疡的发病年龄多为35～45岁，胃溃疡的发病年龄则多为50～60岁，男性发病率高于女性。

二、好发部位

胃溃疡好发于胃小弯，尤其是胃角处，其中90％发生在胃窦部（属Ⅰ型胃溃疡，约占胃溃疡的57％）。溃疡的直径一般<2.5 cm，但直径>2.5 cm的巨大溃疡并非少见。溃疡底部常超越黏膜下层，深达肌层甚至浆膜，溃疡下层可完全被肉芽组织及瘢痕组织所代替。

胃溃疡根据部位和胃酸分泌量可分为4型：Ⅰ型最为常见，占50％～60％，低胃酸,溃疡位于胃小弯角切迹附近;Ⅱ型约占 20%,高胃酸,胃溃疡合并十二指肠溃疡;Ⅲ型约占 20%,高胃酸,溃疡位于幽门管或幽门前,与长期应用非甾体抗炎药有关;Ⅳ型约占 5%,低胃酸,溃疡位于胃上部 1/3,溃疡位于胃小弯高位接近贲门处,常为穿透性溃疡,易发生出血或穿孔,老年患者相对多见。距食管胃连接处 2 cm 以内者则称为近贲门溃疡。

十二指肠溃疡约 95% 发生于球部,直径一般<1 cm。球部以下者称为球后溃疡(约占 5%)。当球部前后壁或胃大、小弯侧同时有溃疡存在时,称对吻溃疡。胃和十二指肠均有溃疡者,称复合性溃疡(属Ⅱ型胃溃疡)。

三、病因

20 世纪 80 年代以来对消化性溃疡的认识有了新突破。消化性溃疡主要由幽门螺杆菌感染和服用非甾体抗炎药引起。

四、临床表现

长期性、周期性和节律性上腹疼痛为胃十二指肠溃疡共有的特点。但两者又有其不同的表现。

(一)胃溃疡

胃溃疡的高峰年龄是 50～60 岁,男性多于女性。重要的症状为上腹痛,规律性腹痛不如十二指肠明显,进食并不能使腹痛减轻。疼痛多发生在餐后半个小时到 1 小时,也可持续 1～2 小时。其他表现为恶心、食欲缺乏,常因进食后饱胀感影响饮食而导致体重减轻。抗酸药物多难以发挥作用。体格检查常发现疼痛在上腹部、剑突和脐正中间或偏左。

(二)十二指肠溃疡

十二指肠溃疡可见于任何年龄,发病比胃溃疡年轻 10 岁,多见于 35～45 岁的患者,男性为女性的 4 倍。典型的十二指肠溃疡引起的疼痛常常发生在餐后数小时,疼痛主要为上腹部,有明显的节律性,且因进食而有所缓解。饥饿痛和夜间痛与基础胃酸分泌过度有关,腹痛可因服用抗酸药物而缓解。疼痛多为烧灼样,可以发射到背部,体检时可以发现右上腹有压痛。十二指肠溃疡引起的腹痛常呈周期性,秋冬季易发作。

五、并发症

胃和十二指肠溃疡均可并发出血、穿孔和幽门梗阻。胃溃疡可发生恶变,而十二指肠溃疡一般不会恶变。

六、诊断

(一)胃镜

随着内镜技术的发展和普及,纤维胃镜检查已成为胃和十二指肠病变的首选诊断方法,胃镜下可以直接观察胃和十二指肠内黏膜的各种病理改变,对溃疡进行分期(活动期、愈合期和瘢痕期),根据不同分期决定不同治疗策略,并可进行活组织病理检查,对良、恶性溃疡的鉴别很有价值。良性溃疡在内镜下可观察到大而圆的溃疡,底部平坦,呈白色或灰白色。

(二)X线

X线钡餐检查对发生在胃和十二指肠的病变也是一种主要诊断方法,90%以上的胃和十二指肠病变可以通过X线气钡双重对比造影检查得到明确的诊断。十二指肠溃疡多发生在球部,龛影是十二指肠溃疡病典型的X线表现。正面观,溃疡的龛影多为圆形、椭圆形或线形,边缘光滑,周围可见水肿组织形成的透光圈。在溃疡愈合过程中,纤维组织增生可呈纤细的黏膜皱襞向龛影集中。胃溃疡多发生于胃小弯,X线气钡双重造影可发现小弯龛影,溃疡周围有黏膜水肿时可有环形透明区,同样龛影是诊断胃溃疡的直接证据。溃疡周围组织的炎症使局部痉挛,可导致钡餐检查时出现局部疼痛和激惹现象。

应当指出,龛影虽然是诊断消化性溃疡的直接证据,但在一些情况下难以发现,此时内镜检查显得更为重要。据统计有3%～7%的患者在胃发生恶性溃疡时,钡餐检查仅表现为良性病变的征象。

(三)实验室检查

胃溃疡患者的胃酸浓度和量与正常人无明显区别;十二指肠溃疡的胃液量及酸浓度明显增加。血清促胃液素测定仅在疑有胃泌素瘤时做鉴别之用。

七、治疗

(一)手术适应证

对于消化性溃疡,外科治疗的目的主要是修复胃肠壁,手术止血或者两者兼有。而对于预防复发而言,主要是内科药物治疗(根除幽门螺杆菌和抑制胃酸分泌)。

当胃十二指肠溃疡发生并发症而不再是单纯的溃疡时,即需要手术治疗。两者适应证相似:①临床上有多年的溃疡病史。症状逐年加重,发作频繁,每次发作时间延长。疼痛剧烈影响正常的生活和工作。②既往接受过至少一次正规严格的内科治疗,治疗3个月以上仍不愈合或者经内科治愈后又复发。③内镜或X线钡餐检查提示溃疡较大,溃疡直径超过2 cm或穿透胃十二指肠以外的征象。④并发大出血、急性穿孔或瘢痕性幽门梗阻者,其中瘢痕性幽门梗阻是外科手术的绝对适应证。⑤怀疑有溃疡恶变者。⑥一些特殊性质的溃疡,如胰源性溃疡、胃空肠吻合口溃疡、应激性溃疡等。

鉴于下述原因,胃溃疡的手术指征可适当放宽:①多数胃溃疡对内科抗酸药物治疗的效果不满意,有效率仅有35%～40%,而且复发率较高;②部分胃溃疡有可能癌变(<5%);③合理的手术治疗效果好,目前手术治疗已相当安全;④胃溃疡患者年龄偏大,一旦发生并发症,手术的死亡率和病残率都明显增高。因此,目前大多数外科医师都主张:胃溃疡诊断明确,经过短期(8～12周)严格的药物治疗后仍未治愈者,应该尽早手术。

(二)手术方式

常用的手术方式为胃大部切除术和迷走神经切断术。其中胃大部切除术适用于胃和十二指肠溃疡,而迷走神经切断术更适合于十二指肠溃疡。各种术式的溃疡复发率和并发症发生率不尽相同。高选择性迷走神经切断术的危险性小于胃大部切除手术;溃疡复发率则以选择性迷走神经切断加胃窦切除术最低。尚无单一的术式能适合于所有的患者,故应根据患者的具体情况制订个体化的方案。

八、护理评估

(一)术前评估

1.健康史

(1)个人情况:患者的性别、年龄、职业、生活习惯、性格特征、心理压力、吸烟史、饮食习惯等。

(2)既往史:既往用药情况,特别是有无非甾体抗炎药和皮质类固醇等药物服用史。

2.身体状况

(1)有无腹痛,疼痛的规律、加重及缓解因素。

(2)有无恶心、呕吐,呕吐物的颜色、性质、量及气味。

(3)有无便血或黑便。

(4)有无腹膜刺激征,肠鸣音亢进、减弱或消失。

（5）有无循环系统代偿表现，有无休克。

（6）有无营养不良、低蛋白血症。

（7）纤维胃镜、X线钡餐、腹部X线、胃酸测定、血常规、诊断性腹腔穿刺、血管造影等检查有无异常。

3.心理-社会状况

（1）患者对胃十二指肠溃疡的了解程度。

（2）患者有对手术有无顾虑及心理负担，是否担心胃十二指肠溃疡的预后。

（3）家属对患者的关心程度和经济承受能力。

（4）患者和家属是否知晓胃十二指肠溃疡的预防方法。

（二）术后评估

（1）麻醉和手术方式，术中出血、补液、输血情况。

（2）患者的生命体征。

（3）胃肠减压和腹腔引流液的颜色、性质及量。

（4）肠蠕动恢复情况。

（5）有无出血、胃瘫、吻合口破裂或吻合口瘘、十二指肠残端破裂、肠梗阻、倾倒综合征等并发症发生。

九、护理问题

（一）急性疼痛

急性疼痛与胃十二指肠黏膜受侵蚀、手术创伤有关。

（二）体液不足

体液不足与溃疡急性穿孔后消化液大量丢失，溃疡大出血致血容量降低，大量呕吐、胃肠减压等引起水、电解质的丢失等有关。

（三）营养失调

营养失调与营养摄入不足、消耗增加有关。

（四）潜在并发症

出血、胃瘫、吻合口破裂或吻合口瘘、十二指肠残端破裂、肠梗阻及倾倒综合征。

十、护理目标

（1）患者自述疼痛减轻或缓解。

（2）患者能够维持体液平衡及重要脏器的有效灌注。

（3）患者的营养状况得以维持或改善。

（4）患者未发生并发症或并发症被及时发现与处理。

十一、护理措施

(一)术前护理

1.胃大部切除术

协助做好术前检查,术前常规准备,术前 1 日进流质饮食,术前 8 小时禁食、禁饮,必要时留置胃管。

2.胃十二指肠溃疡急性穿孔

（1）病情观察:观察患者生命体征、腹膜刺激征、肠鸣音的变化,若病情加重,应做好急诊手术准备。

（2）体位:伴有休克的患者应取休克卧位(仰卧中凹位),即上身及下肢各抬高 20°,生命体征平稳后改为半卧位,以减少毒素吸收,降低腹壁张力,减轻疼痛。

（3）禁食、胃肠减压:保持引流通畅和有效负压,减少胃肠内容物继续外漏,注意观察引流液的颜色、性质及量。

（4）输液:遵医嘱静脉补液,应用抑酸药物,维持水、电解质及酸碱平衡。同时记录出入液量。

（5）预防和控制感染:遵医嘱合理使用抗菌药物。

3.胃十二指肠溃疡大出血

（1）病情观察:严密观察血压、脉搏、尿量、中心静脉压、外周血液循环状况;观察胃管引流液和红细胞计数的变化,判断有无活动性出血以及止血效果。若出血仍在继续,及时报告医师,做好急诊手术的术前准备。

（2）体位:取平卧位,呕血者头偏向一侧。

（3）禁食、留置胃管:用生理盐水冲洗胃管,清除凝血块,直至胃液变清。可经胃管注入 200 mL 含 8 mg 去甲肾上腺素的冰生理盐水溶液,每 4～6 小时一次。

（4）补充血容量:建立多条输液通路,必要时放置中心静脉导管,快速输液、输血。

（5）应用止血、抑酸药物:遵医嘱静脉或肌内注射止血药物;静脉给予 H_2 受体拮抗剂、质子泵抑制剂或生长抑素等。

（6）胃镜下止血:协助医师行胃镜下止血。

4.胃十二指肠溃疡瘢痕性幽门梗阻

(1)胃肠减压:留置胃管,进行胃肠减压和引流。

(2)饮食指导:完全梗阻者需禁食,非完全梗阻者可给予无渣半流质。

(3)洗胃:完全梗阻者,术前用温生理盐水洗胃,清除胃内宿食,减轻胃壁水肿和炎症,同时利于术后吻合口愈合。

(4)支持治疗:遵医嘱静脉输液,补充液体、电解质、肠外营养液、血制品等,维持水、电解质及酸碱平衡,纠正营养不良、贫血及低蛋白血症。

5.心理护理

了解患者的心理状态,鼓励患者表达自身感受,根据患者个体情况向其提供信息,帮助其消除不良心理,增强治疗信心。鼓励家属和亲友给予患者关心及支持,使其能够积极配合治疗和护理。

(二)术后护理

1.病情观察

严密监测生命体征变化,观察患者的尿量,伤口有无渗血、渗液,以及引流液的情况。

2.体位

平卧位,待血压、脉搏平稳后改为摇高床头 30°,以减轻腹部切口张力及疼痛,利于呼吸及循环。

3.管道护理

(1)禁食、胃肠减压:术后早期给予患者禁食、持续胃肠减压,引出胃内液体、积血及气体,减轻吻合口张力。

胃肠减压护理要点:①妥善固定胃管并记录胃管插入长度,避免胃管脱出,一旦脱出切忌不能自行插回,以免造成吻合口瘘。②保持引流管通畅,维持适当的负压,防止管路受压、扭曲、折叠。③观察并记录引流液的颜色、性状及量,术后 24 小时内可由胃管引流出少量暗红色或咖啡样液体,一般不超过 100～300 mL。若有较多鲜血,应及时联系医师并配合处理。④拔管:术后胃肠减压量减少,肠蠕动恢复、肛门排气后,可拔除胃管。

(2)腹腔引流管的观察:腹腔引流管可预防血液、消化液、渗出液等在腹腔内或手术野内积聚,排出腹腔脓液和坏死组织,防止感染扩散,促使手术野死腔缩小或闭合,保证伤口良好愈合。

腹腔引流管护理要点:①妥善固定引流管和引流袋,防止患者在变换体位时压迫、扭曲引流管,或引流管被牵拉而脱出。另外,还可避免或减少因引流管的牵拉而引起的疼痛。②保持引流通畅,若发现引流液的量突然减少,患者感到腹胀、伴发热,应检查引流管腔有无堵塞或引流管是否脱落。③注意观察引流液的颜色、量、气味及有无残渣等,准确记录 24 小时引流液的量。一般情况下,患者术后体温逐日趋于正常,腹腔引流液逐日减少、变清。若术后数日腹腔引流液的量仍不减少,伴有黄绿色胆汁或脓性液体,带臭味;伴腹痛,体温再次上升,应警惕发生吻合口瘘的可能。必须及时告知医师,协助处理。④注意观察引流管周围皮肤有无红肿、皮肤损伤等情况。⑤疼痛观察:引流口处疼痛,常由于引流液刺激周围皮肤,或引流管过紧地压迫局部组织引起继发感染或迁移性脓肿所致,局部固定点疼痛一般是病变所在处。剧烈腹痛突然减轻,应高度怀疑脓腔或脏器破裂,注意观察腹部体征。

4.补液

遵医嘱静脉输液,必要时遵医嘱输注血制品,记录 24 小时出入量,监测血电解质,避免发生水、电解质、酸碱平衡紊乱。

5.活动

鼓励患者早期活动,促进肠蠕动恢复,防止术后发生肠粘连和下肢深静脉血栓。除年老体弱或病情较重者,鼓励并协助患者术后第 1 日坐起轻微活动,第 2 日协助患者于床边活动,第 3 日可在病室内活动。

6.营养支持

改善患者的营养状态,能够促进吻合口和切口愈合。

(1)禁食期间:遵医嘱输注肠外营养液。

(2)拔除胃管后当日:可饮少量水或米汤。

(3)如无不适,拔管后第 2 日进流质饮食,每次 50~80 mL。

(4)拔管后第 3 日进流质饮食,每次 100~150 mL。

(5)进食后无不适,第 4 日可进半流质饮食。

注意:食物宜温、软、易于消化,少食多餐。开始时每天 5~6 餐,逐渐减少进餐次数并增加每次进餐量,逐步恢复正常饮食。

7.疼痛护理

每天进行疼痛评分,使用数字评分法≥3 分时,及时通知医师给予处理,并观察处理效果、有无药物不良反应。应用自控镇痛泵者,指导其使用方法。

(三)术后并发症的观察与护理

1.出血

胃或十二指肠残端出血、吻合口出血及腹腔出血。

观察：术后早期易发生。若术后短时间内胃管或腹腔引流管内引流出大量鲜红色血液，24小时后仍未停止，须警惕胃出血。

护理：观察患者的神志、生命体征、尿量、体温的变化；观察胃管、腹腔引流管引流液的颜色、性质及量；观察血红蛋白、血细胞比容的变化。遵医嘱应用止血药物、输血或用冰盐水洗胃；必要时协助医师通过内镜检查出血部位并止血。经非手术治疗不能有效止血或出血量＞500 mL/h时，积极完善术前准备。

2.胃瘫

胃瘫是胃部手术后以胃排空障碍为主的综合征，发病机制尚未明确，常发生于术后数日停止胃肠减压、进食流质，或由流质饮食改为半流质饮食后。

观察：观察患者在停止胃肠减压或进食后，有无上腹饱胀、恶心、呕吐、顽固性呃逆。

护理：严格禁食、禁水，持续胃肠减压；遵医嘱补液，维持水、电解质及酸碱平衡；给予肠外营养支持，改善机体营养状态，纠正低蛋白血症。使用3％温盐水洗胃，减轻吻合口水肿。遵医嘱应用促胃动力药物或中药治疗。向患者解释术后胃瘫多能经非手术治疗治愈，消除其紧张、恐惧心理。患者胃动力的恢复常突然发生，于1～2天内胃引流量明显减少，腹胀、恶心迅速缓解，即可拔除胃管，指导患者逐渐恢复饮食。

3.吻合口破裂或吻合口瘘

吻合口破裂或吻合口瘘多发生在术后1周内，与缝合不当、吻合口张力过大、组织供血不足、贫血、低蛋白血症、组织水肿等有关。

观察：观察患者有无高热，脉速，腹部压痛、反跳痛，腹肌紧张，或腹腔引流管内引流出含肠内容物的混浊液体。

护理：给予患者禁食、胃肠减压。遵医嘱应用肠外营养支持，纠正水、电解质及酸碱失衡，合理应用抗菌药物。形成局部脓肿、外瘘或无弥漫性腹膜炎者，行局部引流，注意及时清洁瘘口周围皮肤并保持干燥，局部使用氧化锌软膏、皮肤保护粉/膜，避免皮肤破损继发感染。

注意：出现弥漫性腹膜炎的吻合口破裂患者必须立即手术，做好急诊术前准备。

4.十二指肠残端破裂

十二指肠残端破裂多发生在术后24～48小时，见于十二指肠残端处理不当或毕Ⅱ氏输入袢梗阻。

观察：观察患者有无突发上腹部剧痛、腹膜刺激征、发热、白细胞计数增加、腹腔穿刺抽出胆汁样液体。

护理:一旦确诊应立即手术,积极完善术前准备,术后护理同吻合口破裂或吻合口瘘。

5.肠梗阻

根据梗阻部位分为输入袢梗阻、输出袢梗阻及吻合口梗阻。

(1)输入袢梗阻:见于毕Ⅱ式胃大部切除术后。

急性完全性输入袢梗阻:由输入袢受压或穿入输出袢与横结肠系膜的间隙孔形成内疝所致。临床表现为突发上腹部剧烈疼痛,频繁呕吐、量少、多不含胆汁,呕吐后症状不缓解,且上腹部有压痛性肿块,病情进展快,很快出现休克表现。由于易发生肠绞窄,应紧急手术治疗。

慢性不完全性输入袢梗阻:由于输入袢在吻合口处形成锐角,输入袢内消化液排空不畅所致。表现为进食后上腹胀痛或绞痛,随即突然喷射性呕吐出大量不含食物的胆汁,呕吐后症状缓解。应给予禁食、胃肠减压、肠外营养支持治疗,非手术治疗症状仍不能缓解者,需再次手术。

(2)输出袢梗阻:见于毕Ⅱ式胃大部切除术后,因术后肠粘连、大网膜水肿、炎性肿块压迫所致。表现为上腹饱胀不适,严重时有呕吐,呕吐物含胆汁。若非手术治疗无效,应手术解除梗阻。

(3)吻合口梗阻:由于吻合口过小或吻合时内翻过多,加上术后吻合口水肿所致。表现为进食后上腹饱胀感和溢出性呕吐,呕吐物含或不含胆汁。非手术治疗措施同胃瘫;若非手术治疗无效,需手术解除梗阻。

6.倾倒综合征

胃大部切除术后,由于失去幽门的节制功能,导致胃排空过快,产生一系列临床症状,称为倾倒综合征。根据进食后出现症状的时间分为早期和晚期两种类型。

(1)早期倾倒综合征:多发生在进食后半小时内,与大量高渗性食物快速进入肠道导致肠道内分泌细胞大量分泌肠源性血管活性物质,以及渗透压作用使细胞外液大量移入肠腔有关。

观察:密切观察患者有无心悸、出冷汗、乏力、面色苍白、头晕等循环系统症状,以及腹部饱胀不适或绞痛、恶心、呕吐、腹泻等胃肠道症状。

护理:指导患者调整饮食,少食多餐;给予低碳水化合物、高蛋白饮食;用餐时限制饮水、喝汤;避免吃过甜、过咸、过浓的流质食物;进餐后平卧20分钟。多数患者经饮食调整后,症状可减轻或消失,半年到1年内能逐渐自愈;严重者需使用生长抑素或手术治疗。

（2）晚期倾倒综合征：发生于餐后 2～4 小时，与食物进入肠道后刺激胰岛素大量分泌，继而导致反应性低血糖有关，故又称为低血糖综合征。

观察：观察患者有无心悸、出冷汗、乏力、面色苍白、手颤、虚脱等表现。

护理：指导患者出现症状时稍进饮食，尤其是糖类。指导患者少食多餐，减少碳水化合物的摄入，增加蛋白质比例。

十二、健康教育

（一）疾病知识指导

告知患者及家属有关胃十二指肠溃疡的知识，使之能更好地配合术后长期治疗和自我管理。

（二）药物指导

指导患者服药的时间、剂量、方式，说明药物不良反应，避免服用对胃黏膜有损害的药物，如阿司匹林、吲哚美辛等。

十三、护理评价

（1）患者疼痛是否缓解。

（2）患者机体是否能够维持体液平衡及重要脏器的有效灌注。

（3）患者的营养状况是否得以维持或改善。

（4）患者有无发生并发症或并发症是否被及时发现与处理。

十四、关键点

（1）急性穿孔、大出血是胃十二指肠溃疡的急症，需及早处理。

（2）胃十二指肠溃疡患者行胃大部切除术后，预防与早发现各种术后并发症是术后护理的关键。

（3）正确指导患者饮食是防止术后倾倒综合征发生的关键。

（4）规律饮食和良好的生活习惯是预防胃十二指肠疾病的有效方法。

第六节 胆 石 症

胆石症是胆道系统的常见病和多发病。胆石可发生在胆管的任何部位，胆囊内的结石为胆囊结石;左右肝管汇合部以下的肝总管和胆总管结石为肝外胆管结石,汇合部以上的为肝内胆管结石。

一、胆囊结石

胆囊结石主要为胆固醇结石或以胆固醇为主的混合性结石和黑色素结石。外科治疗首选的是腹腔镜胆囊切除术(laparoscopic cholecystectomy,LC)治疗,与开腹胆囊切除相比同样有效,且具有恢复快、损伤小、疼痛轻、瘢痕不易发现等优点。

(一)术前护理

1.常规护理

执行外科手术前护理常规。

2.病情观察

动态评估腹痛,包括腹痛的程度、性质、范围,有无寒战、高热、黄疸。初期表现为右上腹阵发性绞痛,伴恶心、呕吐等消化道症状;随着病情进展,持续性右上腹疼痛放射到右肩背部。若腹痛加重,伴高热、寒战及严重全身感染症状,则考虑为化脓性胆囊炎或坏疽穿孔。如上述症状加重伴血压下降,脉搏细速,及时告知医师进行积极处理。

3.饮食

选用低脂饮食,有脱水和电解质失衡时遵医嘱合理补液。

4.术前用药

严重的胆囊结石发作性疼痛可使用镇痛剂和解痉剂,如阿托品。但应避免使用吗啡,因吗啡可引起 Oddi 括约肌收缩,增加胆道内压力,加重病情。

5.腹腔镜下胆囊切除术

如行 LC,应嘱患者清洗脐部皮肤,护士可用松节油清洁脐内污垢。指导患者进行呼吸训练,避免感冒。

(二)术后护理

1.常规护理

执行外科手术后护理常规。执行全身麻醉术后护理常规。执行术后疼痛护理常规。

2.严密监测生命体征,做好术后记录

有心律异常变化者立即通知医师给予妥善处理。

3.引流管护理

保持引流通畅,妥善固定引流管,观察引流液的颜色、量及性质。

4.体位

术日平卧位,次日依据病情可下床活动,逐渐过渡至正常活动。

5.饮食

如为 LC,术日禁食 6 小时,次日遵医嘱可从低脂流食逐渐过渡至低脂普食。

6.并发症的观察与护理

术后除严密观察患者生命体征外,还应观察患者腹部体征及引流情况,如患者出现发热、腹痛、腹胀等腹膜炎症状或腹腔引流液为黄绿色胆汁样液体,考虑为胆瘘,及时通知医师并协助其处理。

7.健康指导

(1)合理饮食,少食多餐。少食油腻食物,多食低脂、高维生素饮食,多食新鲜蔬菜和水果。

(2)适当体育锻炼,提高机体抵抗力。

(3)定时进行复诊,如有腹部疼痛等情况及时到医院就诊。

二、胆管结石

胆管结石根据病因不同,分为原发性和继发性胆管结石。在胆管内形成的结石,称为原发性胆管结石,其形成与肝内感染、胆汁淤积、胆道蛔虫有密切关系,以胆色素结石或混合性结石为主。胆管内结石来自胆囊者,称为继发性胆管结石,以胆固醇结石多见。外科手术治疗主要有胆总管切开取石和"T"形管引流术。

(一)术前护理

1.常规护理

执行外科手术前护理常规。

2.病情观察

密切观察患者生命体征,腹痛的性质、部位及发作时间,有无诱发因素,有无腹痛、寒战、高热及皮肤有无黄染的 Charcot 三联征,以确定有无胆管梗阻。注意与胆道蛔虫区别。对于诊断明确者可使用消炎利胆和解痉镇痛药物。

3.饮食

一般选用低脂饮食,肝功能较好者给高蛋白饮食,不能进食者给肠外营养。

4.用药护理

避免使用吗啡,遵医嘱应用改善凝血机制药,可肌内注射维生素 K_1 及保肝药物。

5.降低体温

高热患者可使用物理降温和(或)药物降温,应用抗生素控制感染。降温过程中患者出汗较多时,注意及时更换衣物。

6.做好皮肤护理

如患者皮肤出现黄染、瘙痒,嘱患者不要用手抓挠,注意剪指甲,可用温水擦浴,涂抹润肤露,必要时请皮肤科会诊。

(二)术后护理

1.常规护理

执行外科术后护理常规。执行全身麻醉后护理常规。执行术后疼痛护理常规。

2.病情观察

定时监测生命体征和腹部体征;术前有黄疸的患者,应观察并记录大便颜色。

3.营养支持

及时补充液体,保持出入量平衡。

4.“T”形管引流护理

胆总管探查或切开取石术后,于胆总管切开处放置“T”形管,目的是为了引流胆汁,使胆管减压。

(1)“T”形管应妥善固定,保持通畅,防止扭曲、脱落。不可固定在床上,以防翻身活动时牵拉造成导管脱出。

(2)密切观察“T”形管内引流出胆汁的颜色、量和性状。一般正常成人胆汁生成量为 $800\sim1200$ mL/24 h,为黄绿色清亮无沉渣液体;术后 24 小时内胆汁引流量一般为 $300\sim500$ mL,进食后胆汁量可增至 $600\sim700$ mL,随着胆管梗阻解除,胆汁量逐渐减至 200 mL 左右。

(3)预防感染:严格无菌操作,保持“T”形管引流通畅,定时更换引流袋。下床活动时引流袋低于引流口水平,避免胆汁回流;平卧时引流管远端应低于腋中线,防止胆汁淤积引起感染。

(4)拔管:若“T”形管引流通畅、胆汁正常、无腹痛、无发热等症状,且引流量逐渐减少,一般在术后 $10\sim14$ 日可试行夹闭“T”形管。开始每天夹闭 $2\sim3$ 小时,无发热、腹痛和黄疸可逐渐延长夹闭时间,直至全日夹管 $24\sim48$ 小时患者无不适可以拔管。经“T”形管造影显示胆管通畅后,再引流 $2\sim3$ 日,以排出造影剂。拔管后残留窦道用凡士林纱布填塞,1~2日内可自行闭合。

5.并发症的观察与护理

(1)黄疸:常伴凝血功能障碍,一般术后3~5日减退,可给予维生素 K_1 肌内注射。

(2)出血:严密观察生命体征及腹部体征。特别是术后24~48小时内,若出现腹痛、呕血、黑便,以及引流管液为血性胆汁或鲜血,且超过100 mL/h,持续3小时以上并伴心率增快、血压波动时,提示腹腔内出血,应立即通知医师,协助做好术前准备。

(3)胆瘘:术后5~10日,患者突然发热、腹痛、腹胀,或"T"形管引流量突然减少,腹腔引流管或切口引流出黄绿色胆汁样液体,提示发生胆瘘,立即报告医师并协助处理。做好引流管口周围皮肤护理,局部可涂皮肤保护膜或用防漏膏。

6.健康指导

(1)养成良好的饮食习惯,烹调方式以蒸煮为宜。定期进行肠道驱虫。

(2)适当体育锻炼,提高机体抵抗力。

(3)指导患者对异常症状的观察。若有腹胀、黄疸、发热、厌油腻等症状,或切口红、肿、热、痛,应及时就诊。

(4)指导带"T"形管出院患者做好管路护理,避免受压、牵拉;尽量穿宽松柔软的衣服,避免提举重物或过度活动。淋浴时用塑料薄膜覆盖"T"形管并做标记,以防感染;每天定时更换引流袋并做好记录。若敷料渗湿、管路脱出应及时就诊。

第七节　肾动脉狭窄

肾动脉狭窄(renal artery stenosis,RAS)常由动脉粥样硬化、纤维肌发育不良及大动脉炎引起,并不是一种罕见疾病,肾动脉狭窄是导致继发性高血压最常见的原因之一。

一、解剖和生理

(一)肾的解剖

肾是实质性器官,位于腹腔后上部,脊椎两旁,左右各一。肾实质分为皮质和髓质两部分,皮质位于表层,富含血管,主要由肾小体和肾小管构成。髓质位于深部,血管较少,由 15～25 个肾椎体构成。椎体的底朝向皮质与髓质的交界处,而顶部伸向肾窦,终止于肾乳头。在肾单位和集合管生成的尿液经集合管在肾乳头处开口进入肾小盏,再进入肾大盏和肾盂,最后经输尿管进入膀胱。肾盏、肾盂和输尿管内含有平滑肌,其收缩运动可将尿液驱向膀胱。在排尿时,膀胱内的尿液经尿道排出体外。

(二)肾功能

正常情况下,肾是维持血液容量与成分的主要器官。因此,肾具有 3 种基本的生理功能:肾小球过滤、选择性的肾小管分泌和重吸收。

二、病因与发病机制

动脉粥样硬化、纤维肌发育不良(fibromuscular dysplasia,FMD)、大动脉炎(takayasu arteritis,TA)为肾动脉狭窄相对常见的病因。其中动脉粥样硬化为最常见疾病,主要累及中、大动脉,基本病变是动脉内膜的脂质沉积、内膜灶状性纤维化、粥样斑块形成,致血管壁变硬、管腔变窄,并引起一系列继发性病变。

肾动脉狭窄是引起肾血管性高血压(renal vascular hypertension,RVH)的重要原因。这是由于肾缺血刺激肾素分泌,体内肾素-血管紧张素-醛固酮系统(renin-angiotensin-aldosterone system,RAAS)活化,外周血管阻力增高和水、钠潴留,导致血压升高。这种状况持续下去会导致心血管系统的顺应性重构,造成慢性肾血管性高血压的持续性加重。

三、临床表现

肾动脉狭窄由动脉粥样硬化或大动脉炎引起者,常有肾外系统表现,前者可出现脑卒中、冠心病及外周动脉粥样硬化,后者可出现无脉症。

(一)肾血管性高血压

血压正常者(特别是年轻女性)出现高血压后即迅速进展,原有高血压的中、老年患者血压近期迅速恶化,舒张压明显升高。重症患者可出现恶性高血压[舒张压超过 17.3 kPa(130 mmHg),眼底呈高血压 3 期或 4 期改变];不应用抗

RAAS药物的高血压常难以控制。此外,本病约15%的患者因血浆醛固酮增多,可出现低钾血症。单侧肾动脉狭窄所致肾血管性高血压,若长久不能良好控制,还能引起对侧肾损害。

(二)缺血性肾脏病

缺血性肾脏病可伴或不伴肾血管性高血压。肾脏病变主要表现为肾功能缓慢进行性减退,由于肾小管对缺血敏感,故其功能减退常在先(出现夜尿增多,尿比重及渗透压降低等远端肾小管浓缩功能障碍表现),然后肾小球功能才受损(患者肾小球滤过率下降,进而血肌酐增高)。尿改变常轻微(轻度蛋白尿,常<1 g/d,少量红细胞及管型)。后期肾脏体积缩小,且两肾大小常不对称(反映两侧肾动脉病变程度不等)。另外,部分肾动脉狭窄患者腹部或腰部可闻及血管杂音(高调、粗糙的收缩期或双期杂音)。

四、辅助检查

(一)超声检查

RAS的超声诊断指标可分为形态学和血流动力学两大类。由于肾动脉位置较深,易受肥胖、肠气等因素的影响,二维超声常不能满意显示肾动脉,故形态学指标较少应用于临床。目前,主要应用血流动力学指标诊断RAS,血流动力学指标又分为直接和间接指标。

1.直接指标

肾动脉杂色血流信号、肾动脉峰值流速、肾动脉舒张期末流速、肾动脉与腹主动脉峰值流速比值(renal aortic ratio,RAR)、肾动脉和肾内段动脉峰值流速比值(renal segmental ratio,RSR)、肾动脉和叶间动脉峰值流速比值(renal interlobal ratio,RIR)。

2.间接指标

间接指标是通过观察肾内叶间动脉或段动脉的流速曲线形态改变,并进行相关参数的测量来诊断肾动脉狭窄。间接指标包括流速曲线形态、峰值流速、收缩早期加速时间(acceleration time,AT)、收缩早期加速度(acceleration,AC)、阻力指数(resistance index,RI)和双侧肾脏RI差值(ΔRI)。在间接指标中,以AT、AC和ΔRI最为重要。

(二)放射性核素检查

肾功能可以通过量化特意的放射性分子,如锝-99分子标记巯基乙酰三甘氨酸的吸收和排泄来衡量。如果吸收和排泄异常聚集在有肾动脉狭窄一侧的肾，则提示肾功能受损。高血压患者在从血管重建中受益后，一般肾图显示正常。此外，对于存在氮质血症的单侧 RAS 患者，对侧肾肾图通常和存在狭窄病变的肾图同样显示为异常。

(三)CTA 检查

CTA 检查：肾动脉 CTA 是一种无创性检查方法，可以通过三维重建多方位地观察血管及血管周围情况，提供血管内外影像信息，显示血管与邻近结构的关系，以及血管本身的病变、管壁钙斑、血管畸形及肾脏病变等，可对 RAS 做出可靠而全面的评估。

(四)肾动脉造影

需经皮经腔插管做主动脉-肾动脉造影(以免遗漏肾动脉开口处粥样硬化斑病变)及选择性肾动脉造影，适用于非侵入性检查不能明确诊断而临床又高度怀疑肾动脉狭窄的患者，能准确显示肾动脉狭窄部位、范围、程度及侧支循环形成情况，是诊断"金指标"。

五、诊断

诊断肾动脉狭窄主要依靠超声检查、放射性核素检查、CTA 检查、肾动脉造影检查，前两项检查仅为初筛检查，后 3 项为主要检查手段，尤其肾动脉造影常被认为是诊断的"金指标"。

六、鉴别诊断

(1)嗜铬细胞瘤：患者的面红、血压迅速的变化和不稳定性，有时使人联想到嗜铬细胞瘤。但嗜铬细胞瘤发作时患者会出现面色苍白、心慌、出汗等症状，组胺激发试验呈阳性反应，24 小时尿儿茶酚胺(VMA)含量增高，CT 及腹部超声检查有助于诊断。

(2)肾血管性高血压可继发醛固酮增多并可出现低血钾，故需与以下疾病鉴别：①原发性醛固酮增多症；②肾小球旁细胞瘤。

(3)当发现两肾大小不对称时，需与以下疾病鉴别：①慢性肾盂肾炎；②创伤后肾瘢痕形成也可表现为高血压及伤侧肾脏缩小；③先天性肾发育不全。

(4)肾下垂：下垂肾脏若牵拉肾蒂亦可致高血压，往往有腰痛及消化道功能紊乱症状。血尿亦属常见，采取平卧后症状可减轻或消失；立位及平卧位尿路造影或超声检查可见肾脏位置有明显变化。

七、治疗

肾动脉狭窄的治疗目标包括两方面,有效控制血压,改善或延缓患侧肾功能损伤。具体方法有以下4种。

(一)药物治疗

积极控制血压适用于所有肾血管性高血压患者,虽然药物治疗不能阻止肾动脉狭窄进展,但能帮助控制高血压,改善症状。单侧肾动脉狭窄呈高肾素者,现常首选 ACEI 或 ARB,但是必须从小量开始,逐渐加量,以免血压下降过快、过低。双侧肾动脉狭窄者应禁服上述药物。可选择的药物包括利尿剂、β 受体阻滞剂、钙通道阻滞剂等。

(二)经皮肾血管成形术

经皮腔内肾动脉成形术(percutaneous transluminal renal angioplasty, PTRA)尤适用于纤维肌发育不良患者。对于无临床症状但血流动力学改变明显的双侧或孤立肾动脉狭窄的患者,或单侧狭窄而肾功能进展性下降的患者,也可考虑行 PTRA。FMD 患者动脉狭窄病变通常位于肾动脉主干远侧段,因而非常适合行 PTRA。

(三)安置支架

由于动脉粥样硬化及大动脉炎患者在单纯的血管扩张后易发生再狭窄而使治疗失败,故对这些患者行血管扩张术后应放置血管支架,同时需要积极控制基础疾病。绝大多数的病例通过 PTRA 治疗效果良好,压力梯度消失,而不需要植入支架。相对年轻的患者禁忌植入支架。复杂的肾动脉狭窄病变一旦行支架植入会使病变更加难以处理,此类患者更适合开放手术治疗。

FMD 患者肾动脉支架植入的适应证包括 PTRA 严重并发症(血管破裂、夹层等)、反复血管成形术后仍存在明显的肾动脉压力梯度或小肾动脉瘤。

(四)外科手术治疗

外科手术适用于肾动脉狭窄介入治疗无效、多分支狭窄或狭窄远端有动脉瘤形成等复杂肾动脉狭窄,纤维肌发育不良的年轻患者也可以考虑手术治疗。手术方式包括血管重建、动脉内膜切除、自身肾移植等。对上述治疗无效的顽固性高血压患者,可行患肾切除术。

开放手术目前仅限用于治疗那些行 PTRA 后出现严重并发症且靠腔内技术无法处理者,如血栓形成、穿孔或夹层等。发生上述并发症时,多数情况可选择应用支架或覆膜支架。对具体治疗方法的选择要根据病变范围和当时的肾动脉血流情况而定。实施 PTRA 的医疗中心应具备能够熟练处理上述并发症的能力,对于特别复杂的 FMD 患者应该集中在这些医疗中心来治疗。当 PTRA 技术失败、狭窄血管段回缩、狭窄血管无法扩张或血管腔内治疗后再狭窄时,应考虑开放手术治疗。

1.主动脉-肾动脉旁路术

FMD 病变多位于主干动脉的远侧,且经常合并有分支动脉狭窄,这些病变通常可通过原位手术技术来修复。多选择肋骨下横切口,根据对主动脉暴露的要求程度来选择腹膜外入路。大多数 FMD 患者可选择主动脉或髂动脉作为旁路的近端吻合部位,没有动脉粥样硬化病变那样的限制。

2.自体肾移植

FMD 患者行自体肾移植治疗适用于以下情况:肾动脉开放手术失败后再次手术、多次尝试腔内治疗失败、多阶段肾动脉发育异常和孤立肾且多根肾动脉狭窄。

由于血管腔内技术的进步,自体肾脏移植及体内修复的适应证目前已有所改变。PTRA 治疗肾动脉分支狭窄的疗效满意。目前,FMD 患者很少需要手术治疗。需要手术治疗的患者中,很大一部分具有复杂病变,不仅在肾动脉的一级分支,而且在其二级分支广泛分布多阶段病变。此种情况下,就需要进行体外修复和自体肾移植,类似于同种异体肾移植那样将移植肾放入髂窝。

成人肾动脉 FMD 行开放手术的死亡率很低。其中尿路感染和术后肺炎是主要的、非严重的并发症。肾动脉 FMD 行开放手术后早期闭塞率为 3.8%～13%,自体静脉移植血管比自体动脉更容易闭塞。肾动脉管径较小时或血流量较小的肾动脉分支重建术后更容易发生闭塞。在血管重建术中进行恰当的评估极其重要,以避免产生技术操作失误,导致移植血管血栓形成。如果术后短期内发生了肾区疼痛加重、尿量减少(由于应用甘露醇及缺血时间的不同,常导致尿量减少,较难评估)或血压急剧升高,要高度怀疑移植血管堵塞的可能。高质量的超声检查、常规的血管造影及目前常作为首选的 CTA 或 MRA 检查有助于明确诊断。然而,有些患者发生移植血管闭塞时症状可以是轻微的。即使是移植血管闭塞发生数天之后,如果患肾肾实质能被造影剂强化,仍可考虑行血管重建术。因为血管常被扩大为卵圆形,所以远期再狭窄目前已不常见。FMD 患者在开放手术后再手术率是不同的,这取决于初次手术时病变的复杂程度及手术方式。再次手术治疗移植血管再狭窄更易发生纤维变性,所以通过血管腔内技术治疗再狭窄的效果更好。

八、护理评估

(一)术前评估

1.健康史

(1)一般状况:年龄、性别、婚姻、职业。

(2)既往史:了解患者是否有高血压、心脏病、慢性肾功能不全、糖尿病和高胆固醇血症,是否有长期大量吸烟史,是否有动脉炎、动脉粥样硬化及纤维肌发育不良等病史。

2.身体状况

(1)症状:是否有顽固性高血压、恶性高血压或以前稳定的高血压突然恶化;是否有不明原因的肾功能衰竭而尿常规正常,特别是老年人;是否伴发周围血管病变,特别是大量吸烟的患者。

(2)体征:腹部、腰部是否可闻及血管杂音。

(3)辅助检查:了解超声检查、放射性核素检查、CTA 检查、肾动脉造影检查等结果。

3.心理-社会评估

(1)患者是否由于担心疾病的治疗和预后而感到紧张、恐惧。

(2)患者是否因长时间发病,工作及生活受到影响而感到焦虑、不安、悲观、失望。

(3)评估家庭成员能否提供足够的心理和经济支持。

(二)术后评估

(1)手术情况:了解麻醉方法,手术类型、范围,术中出血量。

(2)身体状况:评估患者的生命体征、意识状态、血氧饱和度、血压状态、尿量、肾功能情况等。

九、常见护理问题

(一)焦虑

焦虑与患者担心预后有关。

(二)术后并发症

肾动脉再狭窄、血栓性闭塞、异位性栓塞及感染。

(三)知识缺乏

缺乏本病防治知识。

十、护理目标

(1)患者焦虑、恐惧状态缓解或减轻,积极配合治疗和护理。

(2)患者未出现肾动脉再狭窄、血栓性闭塞、异位性栓塞及感染等并发症。

(3)患者能正确叙述肾动脉狭窄的有关知识。

十一、护理措施

(一)心理护理

多数介入治疗的患者术前存在明显的焦虑情绪,与患者担心手术过程中的疼痛、手术的安全性以及手术效果有关。患者表现为焦虑、入睡困难,导致血压明显升高。在患者入院后,为患者及家属详细介绍该病的发病原因、治疗方式以及治疗目的,并向其告知成功治愈的病例,提高患者的认知程度以及治疗信心。由于患者对肾动脉支架植入术不了解,护士在术前可用图片或放录像等形式向患者讲解肾脏的生理作用及解剖知识,也可请手术成功的患者介绍亲身体会,使患者了解手术的方法、过程、注意事项及安全性,解除患者的思想顾虑,让患者在术前有充分的心理准备。与此同时,对患者提出的问题以及疑惑进行详细的解答,消除患者不安、焦虑及紧张等负面情绪,保证其情绪处于稳定的状态。

(二)术前护理

(1)完成各项实验室检查、心电图等。

(2)血压监测:观察血压及警惕高血压的并发症,肾性高血压需定时测血压,使用降压药前后、早、中、晚、睡前均需测血压。根据病情每天 1 次或 2 次测量四肢血压并做好记录,以便与术后血压相比较。对血压波动大、不稳定、初次使用降压药、调改降压药和使用强效降压药者,应据病情 15～30 分钟测量一次,并做好记录,以便及时发现血压变化,如血压骤降应及时报告医师。密切观察患者神志意识,若出现意识模糊、烦躁、头痛、恶心、呕吐、视物模糊、抽搐、血压急剧升高等症状时,提示高血压脑病和高血压危象,应及时通知医师及时处理。若出现呼吸困难、心率增快、咳粉红色泡沫痰、肺底有湿啰音,应及时抢救左心衰竭并报告医师。手术当天应停用或减少降血压药物的用量,避免术后血压下降幅度过大或血压骤降引起不适。

(3)预防凝血:遵医嘱于术前 2 天或 3 天口服抗凝药物。

(4)术前1晚进食流质,术晨禁食、禁饮,照常服用降压药,以免血压升高而影响手术的安全性。同时测体温、心率、呼吸频率、血压,心电监护仪置床旁。术前30分钟遵医嘱肌内注射阿托品0.5 mg、苯巴比妥钠0.1 mg。

(三)术中护理

患者进入导管室后,应做好解释工作,告诉其如何与医护人员密切配合。患者取平卧位,连接心电监护导线,调好压力记录仪并校准零点,建立静脉通道。备好术中所需的药品和器械,严格无菌操作,防止感染。手术过程中观察患者的意识、呼吸、心电图和动脉血压的动态变化,记录肝素用量等各项指标,观察患者有无过敏症状,配合医师做好应急处理。

(四)术后护理

1.严密监测生命体征

患者回病房后进行24小时持续床旁心电、血氧、血压监护。

2.血压监测

血压变化是观察疗效的重要指标,术后急性低血压是常见而极危险的并发症。肾动脉扩张成功后,血压明显下降,再加上术前禁食、术中出血、术后排尿较多引起的血容量不足,如不及时调整用药,患者容易发生低血压,对于术前血压较高、年龄较大者,必须认真对照其基础血压及脉压,结合尿量,综合分析整体状况,准确判断早期低血压。

3.做好血尿观察和护理

在肾动脉扩张过程中,当球囊扩张狭窄的肾动脉时,易引起急性肾缺血,使肾小球滤过膜发生功能障碍,导致血尿。护士需向患者解释出现血尿的有关原因,讲明这种由于急性可逆性缺血引起的血尿现象往往是一过性,不会导致肾小球的坏死或肾功能衰竭,以消除患者的顾虑。并鼓励患者多饮水,同时每天收集标本送检直至正常,了解血尿变化及肾功能。

4.术后穿刺部位的护理

患者返回病房后,予平卧位,穿刺侧肢体制动、伸直6～12小时,绷带加压包扎24小时,严密观察穿刺部位有无出血、渗血及肿胀。观察远端肢体动脉搏动是否均匀、有力,有无搏动消失;皮肤颜色有无发白或发绀;皮温是否正常,有无穿刺侧肢体皮肤冰冷;了解穿刺侧肢体的活动情况,有无功能障碍。发现异常情况后,及时报告医师,护士要保持情绪稳定,根据患者的不同情况,配合医师给予相应的处理。

5.水化治疗

术后通过最初 1～2 小时观察,评估尿量的增加情况,肾功能改善后,需大量输液以尽快将造影剂排出体外。可嘱患者在 6～8 小时内酌情饮水 1 000～2 000 mL,以促进注入体内的造影剂通过肾脏排泄,减少造影剂对机体的不良影响。因此,应保持导尿管通畅,观察 24 小时尿量、尿色及性状。

(五)并发症的护理

1.注意观察和预防支架内血栓形成

术后支架内急性和亚急性血栓形成一般发生在 24 小时至 30 天,因此必须严密监护,观察是否有因栓塞、肾动脉痉挛导致肾梗死引起血压升高、腰痛、血尿、少尿等,一旦出现上述症状或感觉不适,立即采取必要的措施,及时向医师汇报病情,必要时紧急溶栓治疗。还要观察有无腹痛,一旦出现腹痛,必须注意是否是由于手术引起的夹层动脉瘤形成,并给予及时处理。

2.急性肾动脉闭塞、血栓形成或肾功能不全的观察和护理

患者在术后 6 小时内尿量＜50 mL,通过复查肾功能,发现患者肌酐、尿素氮较术前增高 3 倍,肾功能不全诊断成立。立即进行利尿及水化治疗后肾功能逐渐恢复。由于手术过程中的物理创伤及较大量造影剂的应用,对肾功能可产生不良刺激。因此,术后应密切观察尿素氮、尿酸及肌酐的水平,并对相应指标有准确的认识,及时发现早期变化。

3.腹膜后血肿的护理

患者术后出现腰背部酸胀感,容易被误认为是介入术后患者长时间卧床导致的,患者心率偏快,肾区有叩痛。立即急诊复查血常规,如发现血红蛋白进行性下降,高度怀疑腹膜后血肿。通过腹部血管 B 超及 CT 检查确诊。给予补液治疗,并动态观察血常规的变化。

4.尿路感染的护理

尿路感染是肾脏手术后常见的感染,防治尿路感染对于术后患者的恢复具有重要意义。为预防泌尿系统感染的发生,护士需严格遵守留置导尿管的无菌操作原则,选择大小适宜的导尿管,插管时需轻柔,以免损伤尿道黏膜,引起水肿、出血和继发感染。术后会阴部清洁是预防泌尿系统感染的关键措施,肾血管重建及肾移植术后给予碘伏棉球擦洗尿道口周围及会阴部,以保持清洁。应尽可能缩短导尿管的留置时间。导尿管留置过程中必须妥善固定,防止扭曲折叠,保证管道畅通,同时需防止尿液反流,以免引起逆行感染。定期更换无菌引流袋,并用碘伏对导管接口部分进行消毒。尽量减少患者术后各种留置导管的打

开次数,在治疗允许的条件下尽早拔掉多余导管,减少留置导管带来的感染。拔除导尿管后,鼓励患者多排尿,以避免因膀胱胀满和输尿管膨胀而影响吻合口愈合。此外,还应该定期检查尿常规,并定期做尿培养,及时发现和诊断尿路感染,对发热和尿路刺激症状明显者加用碳酸氢钠片碱化尿液,减轻尿路刺激症状。对尿路感染者,在及时治疗和护理的同时,也应对其做好卫生健康教育工作,向患者讲解疾病的知识和尿路感染坚持治疗的重要性。

5.肺部感染的护理

早期及时抗细菌、抗真菌、抗病毒联合用药。切断医院内感染的传播途径,加强消毒隔离护理。术后严密观察患者生命体征,做好发热患者降温、翻身、拍背、排痰及雾化吸入,准确掌握病情和有关护理问题及患者的心理反应,运用正确的心理护理方法,使患者能积极主动配合治疗。监测血氧饱和度,根据缺氧程度予鼻导管或面罩吸氧。

十二、护理评价

通过治疗与护理,患者情绪稳定,能配合各项诊疗和护理;生命体征及血压控制平稳;术后并发症得到预防,或被及时发现和处理。患者及家属能正确叙述肾动脉狭窄的有关知识。

十三、健康指导

(1)向患者讲解积极控制血压、血糖、血脂等动脉粥样硬化危险因素及遵医嘱服药对预防再狭窄的重要性。

(2)向患者讲解调整生活方式的重要性,包括戒烟、戒酒,劳逸结合,适当运动,改变不良饮食习惯。

(3)教会患者或家属测量血压并记录,嘱患者在术后1个月内监测血压,变化较大时及时就医,防止发生低血压。

(4)术后1个月、3个月、6个月及1年按时复诊。

(5)指导患者坚持服用阿司匹林等抗凝药3~6个月,服药期间需定期复查血常规,了解白细胞、血小板的情况。

(6)糖尿病患者监测血糖和糖化血红蛋白。

(7)必要时让家属与患者一同学习有关肾动脉狭窄的相关知识,

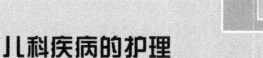

第五章　儿科疾病的护理

第一节　足月新生儿

一、足月新生儿特点

(一)外观特点

足月新生儿是指出生时胎龄满 37～42 周的新生儿,体重在 2 500 g 以上,身长在 47 cm 以上,哭声响亮,肌肉有一定张力,四肢屈曲,皮肤红润,胎毛少,耳壳软骨发育良好,乳晕清楚,乳头突起,乳房可扪及结节,整个足底有较深的足纹,男婴睾丸下降,女婴大阴唇覆盖小阴唇。

(二)呼吸系统

胎儿在宫内不需要肺的呼吸,但有微弱的呼吸运动。胎儿肺内充满液体,出生时经产道挤压,1/3 肺液由口鼻排出,其余由肺间质毛细血管和淋巴管吸收,如吸收延迟,则出现湿肺症状。分娩后新生儿在第 1 次吸气后紧接着啼哭,肺泡张开。其呼吸较浅快,频率为 40 次/分左右,常呈腹式呼吸。

(三)循环系统

胎儿出生后血液循环发生巨大变化:①脐带结扎;②肺血管阻力降低;③卵圆孔和动脉导管出现功能性关闭。心率波动较大,100～160 次/分,平均 120～140 次/分,血压平均为 9.3/6.7 kPa(70/50 mmHg)。

(四)消化系统

足月新生儿消化道面积相对较大,有利于吸收。而胃呈水平位,贲门括约肌发育较差,幽门括约肌发育较好,易发生溢乳和呕吐。新生儿肠壁较薄,通透性高,有利于吸收母乳中的营养物质,也易使肠腔内毒素及消化不全的产物通过肠壁而进入血液循环,引起中毒症状和变态反应。足月新生儿除胰淀粉酶不足外,其余消化酶均能满足生理需要。胎粪呈墨绿色,由肠黏膜脱落上皮细胞、羊水及消化液组成。出生后 12 小时内开始排泄,3～4 天内排完,若超过 24 小时还未见胎粪排出,应检查是否为肛门闭锁。足月新生儿肝葡萄糖醛酸转移酶的活力较低,是出现生理性黄疸及对某些药物解毒能力低下的原因之一。

(五)血液系统

由于胎儿期处于相对缺氧状态,故足月新生儿出生时血液中红细胞数和血红蛋白量较高,血红蛋白中胎儿血红蛋白(HbF)约占 70%,后渐被成人血红蛋白(HbA)替代。由于胎儿血红蛋白对氧有较强的亲和力,氧离曲线左移,不易将氧释放到组织,所以新生儿缺氧时发绀不明显。足月新生儿刚出生时白细胞数较高,第 3 天开始下降。足月新生儿血容量为 80～100 mL/kg。

(六)泌尿系统

足月新生儿一般生后第 1 天排尿,如生后 48 小时无尿,需要检查原因。新生儿肾小管稀释功能尚可,但肾小球滤过率低,浓缩功能较差,因此排出同样量的溶质需比成人多 2～3 倍的水。新生儿排磷功能较差,因此牛奶喂养儿易导致低钙血症。

(七)神经系统

新生儿脑相对较大,重 300～400 g,占体重的 10%～12%。新生儿视觉、听觉、味觉、触觉、温觉发育良好,痛觉、嗅觉(除对母乳外)相对较差。足月新生儿出生时已具有原始的神经反射,如觅食反射、吸吮反射、握持反射、拥抱反射和交叉伸腿反射。由于锥体束发育不成熟,正常新生儿也可出现巴宾斯基征、凯尔尼格征阳性。

(八)免疫系统

胎儿可从母体通过胎盘得到免疫球蛋白IgG,因此不易感染一些传染病如麻疹;而免疫球蛋白IgA和IgM则不能通过胎盘传给新生儿,因此新生儿易患呼吸道、消化道感染和大肠埃希菌、金黄色葡萄球菌败血症。新生儿单核-吞噬细胞系统和白细胞的吞噬作用较弱,血清补体比成人低,白细胞对真菌的杀灭能力也较低,这是新生儿易患感染的另一种原因。人乳的初乳中含较高的分泌型免疫球蛋白IgA,应提倡母乳喂养,提高新生儿抵抗力。

(九)体温调节

新生儿体温调节功能差,皮下脂肪较薄,体表面积相对较大,容易散热,其产热主要依靠棕色脂肪的代谢。新生儿病室的环境温度要适宜,室温过高时足月新生儿能通过皮肤蒸发和出汗散热,如体内水分不足,会因血液浓缩而出现发热,称"脱水热";室温过低时则可引起体温低下或寒冷损伤综合征。

(十)能量、水和电解质需要量

1.总能量需要

新生儿出生后第 1 天需要能量 209.2～313.8 kJ/kg(50～75 kcal/kg),以后增至每天 418.4～502.1 kJ/kg(100～120 kcal/kg)。

2.每天液体需要量

新生儿体液总量占体重的 65%～75%,第 1 天液体需要量为 60～80 mL/kg,第 2 天为 80～100 mL/kg,第 3 天以上为 100～140 mL/kg。

3.电解质需要量

钠、钾每天需要量各 1～2 mmol/kg。新生儿患病时易发生酸碱失衡,其碳酸氢盐的肾阈值低,肾处理酸负荷能力不足,故特别容易发生代谢性酸中毒,需及时纠正。

二、护理措施

(一)新生儿室的条件

1.环境

新生儿室应安排在阳光充足、空气流通的朝南区域,病室内备有空调和空气净化设备。

2.室温

室温维持在 22～24 ℃,相对湿度在 55%～65%。

3.室内设计

每张病床占地面积 2.5 m²,床间距离为 60 cm 以上。应设置隔离室、早产儿室、危重症监护室,另配 1～2 间空房间,供临时隔离或空气消毒时轮换使用。

(二)预防感染

1.建立严格的消毒隔离制度

(1)入室更衣换鞋。

(2)接触新生儿前后勤洗手,避免交叉感染。

(3)每季度对工作人员做 1 次咽拭子培养,对带菌者及患感染性疾病者应暂时调离新生儿室。

(4)定期进行全面的清洁消毒,每天用湿式法进行清洁,每天用紫外线进行空气消毒 30 分钟以上。

2.脐部护理

每天检查脐部,保持其干燥,每天沐浴后用消毒液消毒脐部及周围皮肤,如有感染可用 3% 过氧化氢洗净后再用 3% 碘酊消毒,或局部使用抗生素。

3.皮肤黏膜护理

刚出生的婴儿可用消毒植物油轻拭皱褶及臀部,每天沐浴 1 次以减少皮肤菌群集聚。每天大便后用温水洗臀部,以免发生红臀。口腔黏膜不宜擦洗,可喂温开水清洗口腔。

(三)保持呼吸道通畅

(1)在新生儿娩出后、开始呼吸前,应迅速清除口和鼻部的黏液、羊水,保持呼吸道通畅,以免引起吸入性肺炎。

(2)经常检查鼻孔是否通畅,清除鼻孔内的分泌物。

(3)一般取右侧卧位,如仰卧时需避免颈部前屈或过度后仰;给予俯卧时应由专人看护,防止窒息。

(四)保暖

保暖时应注意以下几个方面。

(1)新生儿头部占体表面积的 20.8%,经头颅散热量大,低体温婴儿应戴绒布帽。

(2)体温低或不稳定的婴儿不宜沐浴。

(3)室温较低时,可在暖箱内放置隔热罩,以减少辐射散热。暖箱内有湿化装置,有利于"水生菌"繁殖,应每天换水,并加 1∶10 000 硝酸银 2 mL。

(4)使用热水袋时应注意避免烫伤。

(5)放置母亲胸前保暖时,应注意避免产妇因疲劳熟睡而致新生儿口、鼻堵塞,窒息死亡。

(五)喂养

正常的足月新生儿提倡早哺乳,一般生后半小时即可给予母乳,鼓励按需喂奶,在无法由母亲喂养的情况下则可首先试喂 10% 葡萄糖水 10 mL,吸吮及吞咽功能良好者可给配方乳,乳量遵循由小量渐增的原则。人工喂养者的奶具专用并消毒,喂奶的速度以能连续滴出为宜。

(六)确保新生儿安全

避免新生儿处于危险的环境,如高空台面,可能触及的热源、电源及尖锐物品,工作人员的指甲要短而钝。

(七)其他措施

提倡母婴同室和母乳喂养。婴儿出生后应尽早(30 分钟内)让其吸吮母亲乳头,进行皮肤接触,促进感情交流,有利于产妇分泌乳汁,有利于婴儿的身心发育。向家长介绍喂养(包括添加辅食)、保暖、防感染、预防接种等有关知识。

第二节 早 产 儿

一、早产儿的特点

(一)外观特点

早产儿是指胎龄<37 周,出生体重<2 500 g,身长<47 cm 的活产新生儿。早产儿头大,头长占身长的 1/3,前囟宽大,头发呈短绒状,耳壳软,耳舟不清楚。皮肤红嫩、水肿发亮,胎毛多,胎脂丰富,皮下脂肪少,指(趾)甲软,不超过指(趾)端。足底纹理少,仅在足底前 1/3 可见,足跟光滑。乳腺结节常较小或不能触及,36 周后可触到直径<3 mm 的乳腺结节。男婴睾丸未降或未全降,女婴大阴唇不能盖住小阴唇。

(二)呼吸系统

早产儿由于呼吸中枢发育不够成熟,常见呼吸不规则,并可出现暂停现象。如呼吸停止时间超过 20 秒,伴或不伴有心率减慢(<100 次/分)和出现发绀或肌张力降低等现象时称为呼吸暂停。一般孕周>36 周时呼吸暂停发生较少。早产儿易有宫内窘迫史,加上咳嗽反射弱,不易咳出气管、支气管的黏液,而易产生肺不张或吸入性肺炎。早产儿肺发育不成熟,Ⅱ型细胞产生肺泡表面活性物质少,肺泡表面张力增加,易患肺透明膜病。胎龄越小,肺透明膜病的发生率越高、病情越重。产前应用皮质类固醇可在一定程度上预防此病。早产儿的气道和肺泡易受气压伤和氧中毒,接受高浓度氧时易引起支气管、肺发育不良与早产儿视网膜病。

(三)消化系统

早产儿胎龄越小,吸吮力越差,吞咽反射越弱,生活能力越差。早产儿贲门括约肌松弛,胃容量小,较正常儿更易发生溢乳。消化酶的发育接近成熟儿,但淀粉酶发育不成熟。早产儿对蛋白质需求量较高,脂肪消化能力较成熟儿差,脂溶性维生素吸收不良。由于上述原因,早产儿易发生胃食管反流、胃潴留、腹胀、腹泻。坏死性小肠结肠炎在早产儿中发病率较高。

(四)神经系统

神经系统功能与胎龄关系较大,与体重关系较小,因此神经系统检查可作为胎龄评估的依据。胎龄越小,各种反射越差。如吞咽、吸吮、觅食、对光、眨眼反射均不敏感,拥抱反射不完全,肌张力低下,觉醒程度低、嗜睡。早产儿尤其是体重低于 1 500 g、胎龄<32 周的早产儿,脑室管膜下存在着发达的胚胎生发组织,因而易导致脑室周围出血。若有脑室周围脑实质局部缺血性坏死,即可形成脑室周围白质软化。脑室周围出血和脑室周围白质软化临床常无明显症状。

(五)肝脏及造血系统

早产儿生理性黄疸持续时间长而且重,这主要是由于早产儿肝脏不成熟,葡萄糖醛酸转换酶不足,胆红素代谢不完全所致。早产儿肝功能不全,肝储存维生素 K 较少,维生素 K 依赖因子缺乏,易致出血。由于维生素 A、维生素 D 贮存量较少,易患佝偻病。肝脏合成蛋白质功能不足,血浆蛋白低下,出生后最初几天可有水肿。肝脏糖原转变为血糖的功能低,血糖水平较低。出生数天后外周血红细胞计数减少及血红蛋白含量迅速下降,体重越低,红细胞计数及血红蛋白含量降低越早,大约生后 6 周时血红蛋白含量降至最低点,为 70～100 g/L。

(六)体温调节及代谢

早产儿由于体温中枢发育不成熟,不能稳定地维持体温。新陈代谢低,棕色脂肪少,产热量低,而体表面积相对较大,皮肤薄而易渗透,皮下脂肪少,容易散热,故早产儿随环境温度高低而体温波动较大,易出现低体温和寒冷损伤。早产儿的中性温度一般在 32～36 ℃。代谢方面,水的需要量相对足月新生儿高,但对水和热量的需要量个体差异较大。水分摄入不足可导致脱水和高钠血症,而水分摄入过多可能增加动脉导管未闭,坏死性小肠结肠炎,支气管、肺发育不良的发生率。酸碱平衡调节能力差,易发生晚发性代谢性酸中毒。

(七)极低出生体重儿的特点

1.呼吸系统

极低出生体重儿的肺及小支气管发育更加不成熟,功能残气量低,肺顺应性差,通气/血流比值失常,气道阻力高,更易发生肺透明膜病、呼吸暂停、高碳酸血症及低氧血症,至新生儿后期,易出现支气管、肺发育不良。

2.消化系统

极低出生体重儿消化功能差,易患坏死性小肠结肠炎,多在喂养后发生。

3.神经系统

极低出生体重儿发育较其他早产儿更不完善,反射及协调功能差。脑室内出血发生率可高达65%,其中1/4甚至一半无明显症状,故对这类早产儿应常规于生后3天内进行头颅CT或B超检查。

4.循环系统

极低出生体重儿的动脉导管持续开放发生率高,常在生后3～5天闻及心脏杂音,且常引起充血性心力衰竭。

5.体温调节

极低出生体重儿对中性环境温度要求较高,通常需35℃甚至更高,汗腺发育不完善,环境温度过高又易发热。

6.代谢

(1)极低出生体重儿的血糖调节功能差,糖摄入过多可致血糖增高,摄入不足可发生低血糖。

(2)极低出生体重儿易发生低钙血症,但一般不出现临床症状。生后3天内可出现高钠血症,与不显性失水增多有关。3天后常发生低钠血症,与肾小管重吸收功能差有关。因肾小管分泌氢离子功能差,肾脏碳酸氢钠阈值偏低,生后10～21天内易出现晚发性代谢性酸中毒。另外,出生时血清蛋白含量亦低,一般为30～45 g/L。

(3)极低出生体重儿的体表面积大,不显性失水较大,易发生水、电解质平衡紊乱。

7.感染

极低出生体重儿若胎膜早破更易引起肺炎及败血症,临床表现不典型,死亡率高。

二、护理措施

(一)预防感染

(1)严格执行保护性隔离,严禁非专室人员入内,严格控制参观及示教人数,每天用消毒液擦拭室内物品表面,患儿奶具及被服高压消毒,接触患儿前戴口罩、洗手、戴一次性手套、擦啫喱。

(2)注意皮肤保护,床垫柔软平整,每2~3小时更换1次体位,并用U型枕固定,心电监护探头每班更换位置,皮温探头每天更换,使用低敏柔软透气胶布。每2~3小时更换1次尿布,预防臀红。体重>1 500 g,生命体征平稳的患儿每天沐浴;体重<1 500 g,或病情随时发生变化的患儿给予油浴,脐带未脱落前每天用75%酒精涂脐。

(3)严格各项无菌操作技术,集中护理,动作轻柔。

(二)维持正常体温

早产儿出生后注意保暖,一切操作均应在保暖的前提下进行,在转运途中使用转运暖箱需全程注意保暖,入新生儿重症监护室后,根据患儿病情放置在辐射暖箱或新生儿培育箱,根据胎龄及体重调节箱温,保持室温在24~26 ℃,相对湿度为55%~65%。每天监测体温4次,维持体温在36~37 ℃。

(三)维持呼吸功能

(1)维持适宜体位,保持呼吸道通畅,在患儿颈后垫一小棉布卷,每2~3小时翻身1次,头偏向一侧,注意有无呕吐,防止误吸,及时清理呼吸道分泌物。必要时给予呼吸治疗,用叩垫震颤叩击可帮助排出痰液,缓解呼吸道阻塞。

(2)密切观察患儿有无呼吸暂停,及时给予弹足底、托背等触觉刺激,必要时给予加压给氧,辅助呼吸。

(3)根据血气分析给予低流量氧气吸入、鼻塞式持续正压通气、气管插管呼吸机辅助呼吸。注意用氧浓度,避免早产儿视网膜病变的发生。

(四)保证营养及水分供应

提倡早喂养,首选母乳喂养,母乳不够时选用早产儿配方奶,根据患儿孕周及吸吮能力选择经口喂养或鼻饲喂养,严密观察有无腹胀及喂养不耐受情况,遵医嘱持续营养液静脉泵入,严格记录24小时出入量。

(五)其他措施

(1)减少不必要的声、光、疼痛刺激,给予发育支持护理,如新生儿抚触、非营养性吸吮、鸟巢护理等。

（2）给予全套心电监护，严密观察生命体征变化，及时记录特护记录单。

（3）患儿出院时向家长详细讲解喂养方法。

第三节　新生儿败血症

新生儿败血症是指新生儿期细菌侵入血液循环，并在其中繁殖和产生毒素所造成的全身性感染，是新生儿时期常见的、严重的感染性疾病，发病变率占活产婴儿的 1‰～5‰。临床症状有发热、拒食、精神萎靡或烦躁不安，早产儿和低出生体重儿症状不典型，表现为拒奶、不哭、不动、体温不升、黄疸加重。

一、护理评估

（一）病史

询问患儿有无宫内、产时和产后感染史，如母亲产前有无发热、胎膜早破、产程延长、羊水混浊发臭；是否为早产；患儿出生时有无复苏抢救史，是否接受过损伤性操作；近期有无皮肤黏膜破损，有无脐炎、脓疱疹等。

（二）临床表现

（1）产前、产时感染一般在出生后 3 天内出现症状，而产后感染一般在出生 3 天后出现症状。

（2）临床表现无特异性，可有全身中毒症状，可累及多个系统。

体温不稳定，可表现为发热或体温不升。面色苍白或青灰。

神经系统：精神萎靡、嗜睡、反应低下、少哭少动，重者不哭不动。并发化脓性脑膜炎时则有激惹、凝视、颈部抵抗、前囟饱满、抽搐等表现。

消化系统：少吃、不吃、呕吐、腹胀、腹泻、体重不增，严重患儿出现中毒性肠麻痹（腹胀、肠鸣音消失）和坏死性小肠结肠炎（吃奶量减少，胃潴留，腹胀，呕吐，腹泻，血便等）。

呼吸系统：气促、发绀、呼吸暂停。

循环系统：心率加快、脉搏细速、皮肤花纹、四肢末端凉或冷。重者出现毛细血管充盈时间延长、血压下降、酸碱平衡紊乱、出血等循环衰竭表现。

黄疸常加重,持续不退或退而复现,可伴肝大、脾大。

迁徙性病灶:脓毒败血症时可出现局部蜂窝组织炎、脓气胸、骨髓炎、肝脓肿等。

发病前可有脐炎、脓皮病、甲沟炎等。

(三)心理-社会评估

评估家长有无焦虑及家长对该病的认识程度、护理新生儿知识和技能的掌握程度,家庭的卫生习惯和居住环境等。

(四)辅助检查

(1)血常规:白细胞总数低于 $5.0 \times 10^9/L$ 或超过 $20 \times 10^9/L$,中性粒细胞比例升高,血小板计数 $<100 \times 10^9/L$。

(2)外周血 C 反应蛋白(简称 CRP)增高,>8 mg/L。

(3)外周血中性粒细胞杆状核细胞所占比例 $\geqslant 0.20$。

(4)血培养阳性。

二、护理问题

(一)体温过高

体温过高与细菌及毒素感染有关。

(二)体温过低

体温过低与细菌及毒素感染有关。

(三)黏膜完整性受损

黏膜完整性受损与长期使用抗生素引起鹅口疮、肠道菌群紊乱造成腹泻,继而引起臀红有关。

(四)潜在并发症

潜在并发症为化脓性脑膜炎,与新生儿感染、新生儿血脑屏障功能差有关。

三、护理措施

(1)入院后给予全套心电监护,遵医嘱立即抽取血液进行培养,及早明确病原菌。

(2)配合医师行腰椎穿刺,留取脑脊液培养。腰椎穿刺后患儿给予去枕平卧6 小时,禁食一次。

(3)监测体温变化,发热者给予物理降温,体温不升者置辐射暖台保暖,末梢循环差时给予暖水袋保暖,使用时注意暖水袋的使用安全。

(4)供给足够的营养和水分,增强患儿机体抵抗力。提倡母乳喂养,给予鼻饲、经口喂养、静脉补充热量及水分。

(5)注意皮肤及口腔黏膜的卫生,病情允许时每天洗澡,更换柔软宽松的衣服,注意皱褶部位及臀部皮肤的清洁保护,给予制霉菌素甘油涂口。

(6)败血症患儿不能实施经外周静脉穿刺中心静脉置管(简称 PICC 置管术),抗生素输入疗程较长,需计划性选用周围静脉穿刺,抗生素的使用应按时、按量、现配、现用。

(7)密切观察病情变化,出现以下情况立即报告医师,并积极配合抢救。①巩膜、皮肤黄染加重,尿色深黄,粪便色白,或黄疸减退后又复现。②面色青灰、体温升高、喷射性呕吐、前囟饱满、阵发性尖叫、烦躁不安、眼神凝视、肌张力增高。③呼吸困难加重、烦躁、发绀或呼吸暂停。④发现其他部位新的感染灶,如耳流脓、局部水肿、肢体活动受限等。⑤注意出血倾向,如皮肤黏膜出血点、瘀斑、呕吐咖啡色样物及便血等。⑥严重败血症可出现中毒性肠麻痹,表现为腹胀、肠鸣音减低。

(8)加强喂养,保持皮肤清洁,预防感染,减少探访,按时预防接种。

第四节 新生儿颅内出血

新生儿颅内出血主要由缺氧、损伤所致,维生素 K 缺乏或其他出血性疾病、脑血管畸形、不适当输入高渗溶液也可引起。临床表现以中枢神经系统的兴奋或抑制症状为主要特征,早产儿多见,病死率高,存活者也常有神经系统后遗症。

一、护理评估

(一)病史

了解患儿有无围生期缺氧或胎位不正、胎儿过大、产程延长使胎头过分受压的病史,以及使用产钳、胎头吸引、臀牵引、急产等产伤的病史;了解复苏经过;了解患儿胎龄、是否早产;生后有无输入碳酸氢钠、甘露醇、葡萄糖酸钙等高渗液体或机械通气不当等;询问有无使患儿血小板、凝血因子减少的因素,如母亲有出血性疾病病史及母亲孕期曾使用苯巴比妥、利福平、阿司匹林等药物。

(二)临床表现

患儿因出血部位、出血量不同而出现不同的表现。一般生后 1~2 天内出现症状。

1.常见症状与体征

(1)意识改变:激惹、过度兴奋或表情淡漠、嗜睡、昏迷等。

(2)眼征:双眼凝视、斜视、眼球上转困难、眼震颤等。

(3)颅内压增高:脑性尖叫、呕吐、前囟隆起、骨缝增大、惊厥等。

(4)呼吸改变:呼吸增快、减慢、不规则或呼吸暂停等。

(5)肌张力改变:早期增高,以后减低。

(6)瞳孔:不等大,对光反射差。

(7)其他:出现黄疸和贫血貌。

2.不同部位出血的临床特点

(1)硬脑膜下出血:多因机械性损伤大血管引起。多见于有难产史的足月儿。小脑幕上出血表现为激惹、脑性尖叫、两眼凝视及惊厥等兴奋症状。小脑幕下出血因压迫延髓可致呼吸不规则、呼吸暂停和肌张力低下。患儿前囟紧张或膨隆,拥抱反射可减弱或消失。日后可发生慢性硬脑膜下积液。

(2)蛛网膜下腔出血:见于有产伤史的足月儿或有缺氧史的早产儿,以后者较多见。少量出血临床可无症状或仅有激惹、肌张力低下。出血多者常在生后第 2 天出现惊厥、嗜睡、呼吸暂停、肌张力低下等,大量出血可迅速死亡。主要后遗症为交通性或阻塞性脑积水。

(3)脑室周围-脑室内出血:多发生于早产儿。轻者可无临床表现,亦可急剧恶化。多数在出生 24 小时内,少数在 2~3 天内出现皮层兴奋或抑制症状,如烦躁、尖叫、吐奶、眼球震颤、对光反射消失或瞳孔不等大、肌震颤、抽搐或肌张力减低、嗜睡、反应差等。严重者常有呼吸暂停或呼吸不规则、前囟隆起、频繁惊厥或肌张力低下,病情可急剧恶化,亦可缓慢持续进展。

(4)小脑出血:在胎龄<32 周或体重<1 500 g 的婴儿中发病率高,表现为进行性呼吸困难、频发呼吸暂停、心动过缓、血细胞比容降低,伴脑性尖叫、呕吐、肌张力低下及拥抱反射消失。产伤引起的小脑镰撕裂或窦汇破裂,原发灶多位于小脑蚓部,常见于足月儿。

(5)硬膜外出血:常由高、中位产钳助产引起,表现为脑组织受压及颅内高压的症状及体征,重者可致死亡。

（三）心理-社会评估

该病可能导致神经系统后遗症,家长大多非常紧张、恐惧,应评估家长对该病的了解程度、担忧程度及对该病后遗症康复治疗的了解程度。

（四）辅助检查

（1）CT 检查:密度增加。检查最佳时间在生后 1 周内。

（2）头颅 B 超检查:回声增强。

（3）血清磷酸肌酸激酶同工酶(CPK-BB)测定:血清 CPK-BB 活性升高程度与脑组织损伤严重程度呈正比。

（4）脑脊液检查:压力增高,镜下可见皱缩红细胞。在蛛网膜下腔出血时腰椎穿刺可见到血性脑脊液,但一般不主张做腰椎穿刺,仅限必须与化脓性脑膜炎鉴别时进行。

（5）颅脑透照:对诊断硬膜下血肿、脑穿通畸形或脑积水有一定意义。

（6）血常规:出血量大时可有进行性贫血,血红蛋白、血细胞比容降低。

二、护理问题

（一）不能进行有效呼吸

不能进行有效呼吸与呼吸中枢受损有关。

（二）窒息

本病有窒息的危险与惊厥、昏迷、镇静剂应用有关。

（三）体温异常

体温异常与体温调节中枢受损、摄入不足、继发感染有关。

（四）焦虑

家长焦虑与担心预后有关。

三、护理措施

（一）密切观察

密切观察病情变化,降低颅内压。

（1）严密观察病情,注意生命体征、神志、瞳孔变化。仔细观察抽搐的时间、性质等,及时与医师联系;及时清理气道分泌物,保持呼吸道通畅。

（2）保持绝对静卧,抬高头部,减少噪声,护理操作动作轻柔、集中,减少对患儿的移动和刺激,以免加重颅内出血。

(二)合理用氧

(1)根据缺氧程度选择用氧方式。

(2)维持血氧饱和度在 85%~95%,避免氧中毒。

(三)维持体温恒定

(1)监测体温。

(2)高热者给予物理降温。

(3)体温过低者给予保暖。

(四)其他措施

(1)耐心讲解病情,减轻家长的不良情绪。

(2)有后遗症者,建议康复训练及随访。

第五节 营 养 缺 乏

一、维生素 D 缺乏性佝偻病

维生素 D 缺乏性佝偻病简称佝偻病,是由于体内维生素 D 不足而使钙、磷代谢失常,钙盐不能正常沉积于骨骼的生长部分,造成以骨骼病变为特征的一种慢性营养缺乏性疾病。主要见于婴幼儿,其发病的主要原因是日光照射不足、维生素 D 摄入不足、食物中钙磷比例不当、生长过快、对维生素 D 需要量增多、疾病影响。我国患本病者北方多于南方。

(一)护理评估

1.病史

注意询问患儿每天户外活动的时间、饮食情况、生长发育的速度,有无肝、肾及胃肠疾病。母亲怀孕晚期有无严重缺乏维生素 D 的情况,小儿开始补充维生素 D 的时间和量。

2.临床表现

本病常见于 3 个月至 2 岁的小儿,临床上将其分为 3 期,即活动期(初期、激期)、恢复期和后遗症期。

(1)活动期:初期多于出生后 3 个月左右开始起病,主要表现为易激惹、烦躁、睡眠不安、易惊、夜啼、多汗、枕秃等非特异性症状,骨骼改变轻。激期除上述非特异的神经精神症状外,骨骼改变加重,出现颅骨软化、方颅、前囟增宽、闭合延迟、出牙延迟、牙釉质缺乏、手镯、足镯、肋骨串珠、鸡胸或漏斗胸、肋膈沟。常久坐者有脊柱后突或侧突畸形。下肢可见"O"形或"X"形腿。肌肉发育不良、肌张力低下、韧带松弛,故坐、立、行等运动功能落后。条件反射形成缓慢,表情淡漠,免疫功能低下,常伴感染。

(2)恢复期:临床症状减轻或消失。

(3)后遗症期:多见于3岁以后,仅留下不同程度的骨骼畸形。

3.心理-社会评估

评估家长对疾病的了解程度,心理需求和对患儿的关注程度。

4.辅助检查

了解血钙、血磷及钙磷乘积,碱性磷酸酶是否增多,X线检查长骨有无异常等。

(1)活动期:血钙正常或稍低,血磷减低,钙、磷乘积常<30,碱性磷酸酶增高。X线检查见长骨骺端膨大,临时钙化带模糊或消失,有杯口状改变。骨骺软骨明显增宽,骨质疏松。

(2)恢复期:血钙浓度、血磷浓度、碱性磷酸酶水平恢复正常,X线检查骨骼异常明显改善。

(3)后遗症期:血生化及X线检查正常。

(二)护理问题

1.营养失调

低于机体营养需要量与患儿户外活动过少、日光照射不足和维生素D摄入不足有关。

2.潜在并发症

骨骼畸形、药物不良反应。

3.感染

本病有感染的危险与免疫功能低下有关。

4.知识缺乏

家长缺乏对佝偻病的预防及护理知识。

(三)护理措施

1.增加内源性维生素D

指导家长带小儿定期进行户外活动,直接接受阳光照射。一般来说,户外活动越早越好,初生儿可在满 1～2 个月后开始,时间由少到多,从数分钟增加至 1 小时,以上午 9～10 点、下午 3～4 点为宜,避免阳光直射。

2.增加外源性维生素 D

提倡母乳喂养,指导按时添加辅食,帮助家长选择含维生素 D 丰富的婴儿食品。活动期供给维生素 D 制剂,使每天维生素 D 的摄入量能满足患儿需要。口服法:每天给维生素 D 0.5 万～2 万单位,连服 1 月后改预防量,直至 2 岁。突击治疗常用于重症或合并肺炎、腹泻、急性传染病者,维生素 D_3 10 万～30 万单位,注射 1 次,同时给予钙剂,一月后复查。痊愈后改预防量口服,直至 2 岁。

3.活动性佝偻病的患儿

活动性佝偻病的患儿在治疗期间应限制其立、坐、走等,以免加重脊柱弯曲、"O"形腿、"X"形腿畸形。

护理操作时动作轻柔,换尿布拉抬小儿双腿时要轻而慢,以免发生骨折。

4.预防感染

重度佝偻病患儿免疫功能低下,胸廓畸形致肺扩张不良,故易患呼吸道感染性疾病,应避免与感染性疾病患儿处在同一病室,防止交叉感染。

5.其他措施

(1)对患儿父母进行佝偻病护理知识教育,讲述佝偻病病因、护理及预防方法。

(2)指导家长加强对患儿的体格锻炼,对骨骼畸形可采用主动和被动运动的方法进行矫正。

(3)3 岁后的佝偻病骨畸形者,应予矫形疗法。如遗留胸廓畸形,可做俯卧位抬头展胸运动;下肢畸形可施行肌肉按摩,"O"形腿按摩外侧肌,"X"形腿按摩内侧肌,以增加肌张力,矫正畸形。

(4)遗留严重骨骼畸形者,可于 4 岁后行外科手术矫治,此时应督促家长正确使用矫形器具。

二、维生素 D 缺乏性手足搐搦症

维生素 D 缺乏性手足搐搦症又称佝偻性手足搐搦症或佝偻性低钙惊厥。因维生素 D 缺乏而甲状旁腺调节反应迟钝,骨钙不能及时游离入血,致使血钙降低,当总血钙<1.75 mmol/L(7 mg/dL)或离子钙<1.0 mmol/L 时,可导致神经肌肉兴奋性增高,出现全身惊厥、喉痉挛或手足搐搦等症状。该病多见于婴幼儿期。

(一)护理评估

1.病史

同佝偻病。

2.临床表现

典型的临床表现为惊厥、手足搐搦、喉痉挛发作,常伴有烦躁、睡眠不安、易惊、夜啼、多汗等症状,常不伴发热。

(1)惊厥:多见于婴儿。表现为突然四肢抽动、两眼上翻、面肌抽动、短暂意识丧失、大小便失禁,发作时间持续数秒至数分钟,发作频率可为数天1次或1天数次。发作停止后意识恢复,但精神萎靡而入睡,醒后精神正常。

(2)喉痉挛:多见于婴儿。声门及喉部肌肉痉挛,表现为吸气性呼吸困难,可出现喉鸣,哭闹时加剧,严重者可窒息。

(3)手足搐搦:手足搐搦多见于2岁以上的小儿。表现为腕部屈曲、手指伸直、拇指贴近掌心;足痉挛时,踝关节伸直、足趾弯曲向下,似"芭蕾舞"足。

3.心理-社会评估

评估家长对疾病的了解程度和对患儿的关注程度。

4.辅助检查

血钙降低而血磷正常或升高。

(二)护理问题

1.神经肌肉兴奋性增高

神经肌肉兴奋性增高与血钙降低有关。

2.窒息

本病有窒息的危险与喉痉挛有关。

3.受伤

本病有受伤的危险与惊厥、静脉注射钙剂外漏有关。

(三)护理措施

1.控制惊厥、喉痉挛发作

遵医嘱首先给予苯巴比妥钠,每次 5～7 mg/kg 肌内注射,或 10% 水合氯醛每次 40～50 mg/kg 保留灌肠,或地西泮 0.1～0.3 mg/kg 肌内或静脉注射。同时应用 10% 葡萄糖酸钙 5～10 mL 稀释后静脉推注或滴注。惊厥、喉痉挛发作控制后,可给 10% 氯化钙或 10% 葡萄糖酸钙口服。

2.防止窒息

惊厥和喉痉挛是维生素D缺乏性手足搐搦症患儿发生窒息的危险因素。对有惊厥和喉痉挛发作的患儿应置于监护病房,密切观察,做好气管插管或气管切开的准备。一旦发现症状及时抢救。患儿头偏向一侧,保持呼吸道通畅,避免窒息。喉痉挛一旦发生应立即将患儿舌头拉出口外,进行人工呼吸,给氧,必要时行气管插管或气管切开。

3.避免组织损伤

(1)惊厥发生时为防止舌咬伤,可在上下磨牙之间放置用纱布包裹的压舌板或牙垫,但应避免强行塞入,同时可在腋下置一纱布以防皮肤擦伤。

(2)静脉注射钙剂时应先用生理盐水针筒穿刺,穿刺成功后再接钙剂针筒;推注钙剂的浓度和速度不能过高过快,以防心搏骤停;推注时密切观察局部有无红肿,随时回抽血液,避免药液外漏引起组织坏死;一旦渗漏,立即用0.25%普鲁卡因局部封闭或20%硫酸镁湿敷。

4.其他措施

(1)给家长讲解本病的病因,惊厥及喉痉挛发作的护理知识和预防本病的知识。

(2)告诉家长在惊厥发作时保持冷静,勿大哭大叫,勿摇晃及搬动患儿,应让患儿平卧,松开衣领,头偏向一侧,保持呼吸道通畅,并及时呼叫医护人员。

三、锌缺乏症

锌缺乏症是由于各种原因引起体内必需微量元素锌缺乏所致的疾病。近年来经调查发现,锌缺乏症在某些地区小儿中发病率有增高,越来越受到人们重视。锌为人体必需微量元素之一,在体内参与90多种酶的合成,与200多种酶活性有关,在核酸与蛋白质代谢中发挥着重要作用。锌缺乏症主要表现为食欲下降、生长发育迟缓、免疫功能低下、性成熟延迟等。造成锌缺乏的主要原因是摄入不足、需要量增加、体内吸收障碍、机体丢失增多。

(一)护理评估

1.病史

注意询问患儿出生史,有无早产、双胎、小样儿等情况,喂养史中有无动物性食物缺乏史。年长儿有无偏食、挑食等不良饮食习惯,有无慢性腹泻、多汗、反复失血等疾病史。

2.临床表现

患儿常有食欲减退、味觉异常、异食癖、毛发易脱落、怠倦、精神抑郁、暗适应力减低。锌缺乏可影响核酸及蛋白质的合成,使脑垂体生长激素分泌减低,引起发育停滞,骨骼发育障碍,第二性征发育不全,致使患儿身材矮小。锌缺乏时,肠腺、脾脏萎缩,免疫功能减低,易发生各种感染,尤其是呼吸道感染。此外,患儿伤口愈合延迟,常出现口腔溃疡。少数患儿有抗维生素 A 夜盲症。

3.心理-社会评估

评估家长对喂养知识及本病预后的了解程度,有无焦虑心理,有条件还应了解居住地是否为锌缺乏地区。

4.辅助检查

血清锌<11.47 μmol/L(75 μg/dL)提示锌缺乏。毛发锌测定干扰因素多,结果波动大,仅作为过去体内锌营养状况的参考,一般不作为个体锌缺乏的诊断依据。

(二)护理问题

1.营养失调

低于机体营养需要量与锌摄入不足或疾病影响有关。

2.感染

本病有感染的危险与免疫力低下有关。

3.知识缺乏

家长缺乏喂养知识及不了解本病。

(三)护理措施

1.饮食护理

鼓励患儿多吃含锌丰富的食物,如鱼、肝脏、肉类、蛋黄、牡蛎、花生、豆类、面筋等,在缺锌地区可在生长发育迅速时期给予锌强化乳制品。

2.按医嘱补锌剂

补给量每天按元素锌计算,为 0.5～1.0 mg/kg(相当于葡萄糖酸锌 3.5～7.0 mg/kg),常用葡萄糖酸锌,也可用硫酸锌、醋酸锌等,疗程一般为 2～3 个月,注意勿长期过量使用。

3.其他措施

(1)介绍喂养知识,提倡母乳喂养,尤其是不要随意丢弃初乳。合理添加辅食,注意培养小儿良好的饮食习惯,为小儿提供平衡饮食,多吃富含锌的食品。

(2)介绍锌剂服用的剂量,防止过量使用引起中毒症状,如恶心、呕吐、腹泻、腹痛等消化道症状,脱水、电解质紊乱、急性肾功能衰竭等表现。

第六节　小儿热性惊厥

小儿热性惊厥(febrile convulsions,FS)发病年龄为 6 个月至 3 岁,体温在 38 ℃以上时出现惊厥,排除颅内感染和其他导致惊厥的器质性和代谢性疾病,即可诊断为热性惊厥。

一、病因

(一)未成熟脑

过多神经元消亡,突触间联系不完善。

(二)发热

发热的原因以病毒感染最多见,细菌感染率约为 2%。70%以上与上呼吸道感染有关,其他伴发于出疹性疾病、中耳炎、下呼吸道感染,以及疫苗接种或非感染性疾病。发热(肛温≥38.5 ℃)为触发因素。

(三)遗传易感性

患儿常有热性惊厥家族史,呈复杂的遗传模式,涉及多基因和多因素影响,多数属于常染色体显性或隐性遗传。

二、临床表现

(一)症状

(1)发热。

(2)高热抽搐。

(3)新生儿及婴儿常有不典型惊厥发作,如表现为面部、肢体局灶或多灶性抽动或突发瞪眼、咀嚼、呼吸暂停、面色青紫等。

(二)体征

临床表现分为两型:单纯型热性惊厥和复杂型热性惊厥。临床表现和鉴别要点见表 5-1。

表 5-1 单纯型热性惊厥和复杂型热性惊厥临床表现和鉴别要点

鉴别要点	单纯型 FS	复杂型 FS
占 FS 的比例	70%	30%
起病年龄	6 个月至 5 岁	<6 个月,6 个月至 5 岁,>5 岁
惊厥发作形式	全面发作	局灶性或全面性发作
惊厥的时间	多短暂,<10 分钟	时间长,>10 分钟
一次热程发作的次数	仅 1 次,偶有 2 次	24 小时内可反复多次
神经系统异常	阴性	可阳性
惊厥持续时间	少有	较常见

三、辅助检查

(一)影像学检查

肺部 X 线检查有无改变。

(二)血常规

有无白细胞和中性粒细胞计数增高。

四、治疗

(一)发作急性期处理

热性惊厥多短暂且为自限性,发作超过 10 分钟应送急诊。

1.一般治疗

保持呼吸道畅通,吸氧,监测生命体征,建立静脉输液通路。

2.对症治疗

药物退热,物理降温,维持内环境稳定。

3.终止发作

惊厥持续>5 分钟时进行止惊药物治疗。地西泮 0.3~0.5 mg/kg 缓慢静脉推注(最大剂量≤10 mg;婴幼儿≤2 mg),或 10% 水合氯醛 0.5 mL/kg 保留灌肠。

(二)热性惊厥的预防

预防的主要目标是长程热性惊厥和反复多次发生的热性惊厥。使用抗癫痫药物预防可选择间歇预防法,如在每次发热开始即使用地西泮 1 mg/(kg·d),分3次口服,连服 2~3 天。对发作次数少,非长程发作的患儿无需使用药物预防。间歇预防无效者,可采用长期预防法:丙戊酸 10~20 mg/(kg·d),分 2 次口服,或苯巴比妥 3~5 mg/(kg·d),分 1~2 次口服,应用 1~2 年。已有证据表明卡马西平、苯妥英钠对热性惊厥预防无效,其他抗癫痫药尚无定论。

五、护理评估

(一)健康史

1.患儿患病经过

患儿有无家族史,是否有过药物治疗及使用药物的种类、剂量、疗效等。

2.目前情况

评估高热发作次数及发热性质、用药后疗效。

3.相关病史

询问患儿有无相关病史。

(二)身体评估

1.一般状态

评估患儿的生命体征,饮食、排泄情况。

2.专科评估

评估患儿是否有发热、中耳炎、下呼吸道感染等表现。

(三)心理-社会评估

家长及患儿的心理状态与病情反复发作和病程长短有关。家长对此病知识缺乏而具有恐惧感。

六、护理措施

(一)一般护理

改善室内环境,保持病床整洁,严重者卧床休息。

(二)饮食护理

饮食营养合理搭配,鼓励患儿多饮水。

(三)药物治疗与护理

早期识别并积极使用退热药物或物理降温,避免体温上升到 38℃ 以上尤为重要。家长要知晓病情,间歇或长期服用抗惊厥药物预防热性惊厥的复发,间歇短程预防性治疗包括在发热早期(体温在 37.5 ℃时)及时使用地西泮(包括口服或直肠给药),同时及时退热及治疗原发病,体温降至正常后停止使用止惊药物。

如果小儿为复杂性热性惊厥、频繁热性惊厥(每年在 5 次以上)或热性惊厥呈持续状态使用间歇短程治疗无效时,可长期口服抗癫痫药物控制发作达到预防热性惊厥的目的,可选择苯巴比妥或丙戊酸钠药物,一般疗程要持续到患儿 3~5 岁,同时注意药物的不良反应。

(四)病情观察

关于预防热性惊厥的复发主要包括两个方面,其中最重要的是家长需要给儿童适当的锻炼、充分的营养,尽量减少或避免婴幼儿患急性发热性疾病。

七、健康指导

(一)疾病知识指导

帮助患儿家属了解认识小儿热性惊厥的发生、发展过程。加强饮食护理,增强免疫力。

(二)康复指导

预防感染,控制发热程度。有效地延缓病情发展。

(三)出院指导

指导家长及时发现并治疗患儿发热,避免反复发热。注意改善室内环境,饮食营养合理搭配。如发现病情加重及时就医治疗,坚持规范治疗、护理。

第七节 小儿病毒性脑炎

小儿病毒性脑炎是由多种病毒引起的颅内急性炎症。若病变主要累及脑膜,临床表现为病毒性脑膜炎;若病变主要影响大脑实质,则临床表现为病毒性脑炎。

一、病因

(1)在 1/4~1/3 的中枢神经病毒感染病例中确定其致病病毒,其中 80% 为肠道病毒,其次为虫媒病毒、腺病毒、单纯疱疹病毒、腮腺炎病毒和其他病毒。

(2)急性颅内病毒感染。

二、临床表现

(一)症状

(1)发热、恶心、呕吐、嗜睡。

(2)精神情绪异常,如躁狂、幻觉、失语,以及定向力、计算力与记忆力障碍等。

(3)反复惊厥发作为主要表现,伴或不伴发热皆可出现癫痫持续状态。

(4)单瘫、四肢瘫或各种不自主运动。

(二)体征

(1)患儿有颈项强直等脑膜刺激征,但无局限性神经系统体征。病程大多在1～2周。

(2)病毒性脑炎:起病急,表现因脑实质部分的病变范围和严重程度不同而有所差异。

(3)全身症状可为病原学诊断提供线索。

(4)反复惊厥发作、不同程度的意识障碍和颅内压增高。

三、辅助检查

(1)脑电图检查:脑电波是否正常。

(2)脑脊液检查。

(3)病毒学检查。

(4)神经影像学检查。

四、治疗

本病无特异性治疗。急性期正确的支持与对症治疗是保证病情顺利恢复、降低病死率和致残率的关键,治疗原则如下。

(1)维持水、电解质平衡与合理营养供给。

(2)控制脑水肿和颅内高压:①严格限制液体入量。②过度通气,将 $PaCO_2$ 控制于 $20.0\sim25.0\ kPa(150\sim188\ mmHg)$。③静脉注射脱水剂,如甘露醇、呋塞米等。

(3)控制惊厥发作。

(4)呼吸道和心血管功能的监护与支持。

(5)抗病毒药物。

五、护理评估

(一)健康史

1.患病及诊疗经过

患儿有无各种病毒感染,患儿的精神状况、生命体征变化等。

2.目前状况

评估患儿的发热程度,是否有惊厥,全身或局限性强直,以及癫痫持续状态等情况发生。

3.相关病史

患儿有无上呼吸道感染、发热等相关病史。

(二)身体评估

1.一般状态

评估患儿的生命体征、营养状况,注意休息。

2.专科评估

评估患儿的发热情况,有无惊厥,病变累及各个系统的改变。

(三)心理-社会评估

患儿家属对脑炎的发生、发展、治疗及预后的知识是否理解,是否存在恐慌心理。

六、护理措施

(1)一般护理:为患儿提供保护性的看护和日常生活的细心护理。

(2)卧床期间协助患儿洗漱、进食、大小便等。

(3)教给家长协助患儿翻身及皮肤护理的方法。保持瘫痪肢体处于功能位置。

(4)维持正常体温,>38.5 ℃时给予物理降温或遵医嘱口服药物降温、静脉补液。

(5)注意观察病情、保证营养供应:①患儿取平卧位。②每 2 小时翻身一次。③密切观察瞳孔及呼吸。④保持呼吸道畅通、给氧。如痰液堵塞,立即气管插管吸痰,必要时进行气管切开或使用人工呼吸。⑤对昏迷或吞咽困难的患儿,应尽早给予鼻饲。⑥输注能量合剂营养脑细胞,促进脑功能恢复。⑦控制惊厥、保持镇静。

七、健康指导

(一)疾病知识指导

了解患儿家属对疾病的认知程度,告知其治疗、护理及给予充足的营养对疾病恢复的重要性。

(二)康复指导

强调注意发热的变化对控制病毒感染的重要性。

(三)出院指导

向患儿及家长介绍病情,做好心理护理,增强战胜疾病的信心。向家长提供保护性看护、日常生活护理的有关知识。指导家长做好智力训练和瘫痪肢体功能训练,出院的患儿应定期进行随访。

第八节 小儿急性感染性喉炎

急性感染性喉炎是由病毒或细菌等引起的喉部黏膜的急性炎症,多见于5岁以下的儿童,冬、春季发病较多。由于小儿喉腔狭小、黏膜下血管淋巴组织丰富、声门下组织疏松等解剖特点,患儿易出现犬吠样咳嗽、声音嘶哑、吸气性喉鸣伴呼吸困难,严重时出现喉梗阻症状,若处理不及时,可危及生命。

一、护理评估

(一)病史

询问发病情况,病前有无上呼吸道感染史。

(二)临床表现

1.症状

(1)发热:患儿可有不同程度的发热,严重时体温可高达40 ℃以上并伴有中毒症状。

(2)咳嗽:轻者为刺激性咳嗽,伴有声音嘶哑,较重的有犬吠样咳嗽。

(3)喉梗阻症状:呈吸气性喉鸣、三凹征,重者迅速出现烦躁不安、吸气性呼吸困难、面色青紫、心率加快等缺氧症状。临床将喉梗阻分为4度。

一度喉梗阻:安静时如常人,但活动(或受刺激)后可出现喉鸣及吸气性呼吸困难。胸部听诊呼吸音清晰,心率无改变。

二度喉梗阻:即使在安静状态下也有喉鸣和吸气性呼吸困难。听诊可闻喉鸣或气管呼吸音,呼吸音强度大致正常。心率稍快,一般状况尚好。

三度喉梗阻:吸气性呼吸困难严重,除上述表现外,还因缺氧严重而出现明显发绀,患儿常极度不安、躁动、恐惧、大汗,胸廓塌陷,呼吸音明显减低。心率增快,常＞140次/分,心音低钝。

四度喉梗阻:由于呼吸衰竭及体力逐渐耗竭,患儿极度衰弱,呈昏睡状或进入昏迷,三凹征反而不明显,呼吸微弱,呼吸音几乎消失,胸廓塌陷明显,心率或慢或快,心律不齐,心音微弱,面色由发绀变成苍白或灰白。

2.体征

咽部充血,肺部无湿性啰音。喉镜检查可见喉黏膜充血肿胀,声门下黏膜呈梭状肿胀,黏膜表面有时附着有黏稠性分泌物。

(三)社会和心理评估

评估患儿及家长的心理状态,对疾病的了解程度,家庭环境及经济情况,了解患儿有无住院的经历。

(四)辅助检查

了解病原学及血常规检查结果。

二、护理问题

(一)低效性呼吸形态

低效性呼吸形态与喉头水肿有关。

(二)舒适的改变

舒适的改变与咳嗽、呼吸困难有关。

(三)窒息

本病有窒息的危险与喉梗阻有关。

(四)体温过高

体温过高与感染有关。

三、护理措施

(一)改善呼吸功能

(1)保持室内空气清新,每天定时通风2次,保持室内湿度在60%左右,以缓解喉肌痉挛,湿化气道。

(2)适当抬高患儿颈肩部,怀抱小儿使头部稍后仰,以保持气道通畅,体位舒适。

(3)二度以上喉梗阻患儿应给予吸氧。

(4)吸入用布地奈德混悬液+肾上腺素用生理盐水稀释后雾化吸入,每天3～4次。以消除喉水肿,恢复气道通畅。

(5)指导较大患儿进行有效的咳嗽,当患儿剧烈咳嗽时,可嘱患儿深呼吸以抑制咳嗽。

(二)密切观察病情变化

根据患儿三凹征、喉鸣、面色青紫及烦躁的表现来判断缺氧的程度,及时发现喉梗阻,积极处理,避免窒息。如有喉梗阻先兆,立即通知医师,备好抢救物品,积极配合抢救。

(三)发热护理

监测体温变化,发热时给予温水擦浴,物理降温,必要时按医嘱给予药物降温。

(四)提高患儿的舒适度

卧床休息,减少活动,各种护理操作尽量集中进行,避免患儿哭闹。一般情况下不用镇静剂,若患儿过度烦躁不安,可遵医嘱用地西泮、苯巴比妥肌内注射或10%水合氯醛灌肠。因氯丙嗪及吗啡有抑制呼吸的作用,不宜应用。

(五)其他措施

(1)向患儿家长讲解疾病的有关知识和护理要点,指导家长耐心细致地喂养,给予易消化的流质或半流质食物,多饮水,不吃有刺激性的食物,避免患儿进食时发生呛咳。

(2)向家长说明雾化吸入的重要性,鼓励患儿配合治疗。

(3)避免患儿因哭闹时间过长、吸入有害气体或吃辛辣食物刺激损伤喉部。

第九节 小儿心力衰竭

心力衰竭是指心脏工作能力(心肌收缩或舒张功能)下降,即心排血量低或相对不足,不能满足全身组织代谢需要的病理状态。

一、病因

(1)先天性心脏病。

(2)儿童时期患风湿性心脏病和急性肾小球肾炎。

(3)心力衰竭也可继发于病毒性心肌炎、川崎病、心肌病、心内膜弹力纤维增生症等。

(4)贫血、营养不良、电解质紊乱、严重感染、心律失常和心脏负荷过重等。

二、临床表现

(一)症状

(1)乏力、活动后气急、食欲降低、腹痛和咳嗽。

(2)病情较重者可有端坐呼吸,肺底部可闻及湿啰音,并出现水肿,尿量明显减少。

(二)体征

(1)呼吸快速、表浅,频率可达 50～100 次/分。

(2)喂养困难,体重增长缓慢,烦躁多汗,哭声低弱。

(3)肺部可闻及干啰音或哮鸣音。

(4)水肿首先见于颜面、眼睑等部位,严重时鼻唇三角区呈现青紫。

三、辅助检查

(一)胸部 X 线检查

心影普遍性扩大,搏动减弱,纹理增多。

(二)心电图检查

心电图检查有助于病因诊断和指导洋地黄用药。

(三)超声心动图检查

超声心动图检查可见心房、心室扩大。

四、治疗

(一)一般治疗

充分休息和睡眠,平卧或取半卧位,避免患儿烦躁、哭闹,可适当应用镇静剂,苯巴比妥、吗啡(0.05 mg/kg)皮下或肌内注射常能取得满意效果,但需警惕呼吸抑制。根据具体情况给予吸氧。应给予容易消化及富有营养的食物,一般饮食中应减少钠盐的摄入,要严格进行低钠饮食。

(二)洋地黄类药物

洋地黄仍是儿科临床上广泛使用的强心药物之一。洋地黄能直接抑制过度的神经内分泌活动。除正性肌力作用外,洋地黄还具有负性传导、负性心率等作用。小儿时期常用的洋地黄类药物为地高辛,可口服和静脉注射,婴儿的有效浓度为2～4 ng/mL,大年龄儿童为1～2 ng/mL。由于洋地黄的剂量和疗效受到多种因素的影响,所以洋地黄的剂量要个体化。

(三)利尿剂

水钠潴留为心力衰竭的一个重要病理生理改变,故合理应用利尿剂为治疗心力衰竭的一项重要措施。对急性心力衰竭或肺水肿者可选用快速强效利尿剂,如呋塞米或依他尼酸,其作用快而强,可排出较多的 Na^+,而 K^+ 的损失相对较少。慢性心力衰竭一般联合使用噻嗪类与保钾利尿剂,并采用间歇疗法维持治疗,防止电解质紊乱。

(四)血管扩张剂

1.血管紧张素转换酶抑制剂

血管紧张素转换酶抑制剂通过抑制血管紧张素转换酶的活性,减少循环中血管紧张素Ⅱ的浓度来发挥效应。依那普利的剂量为每天 0.05～0.10 mg/kg,一次口服。

2.硝普钠

松弛血管平滑肌,扩张小动脉、静脉的血管平滑肌,作用强、起效快、持续时间短。应在动脉压力监护下进行。

3.酚妥拉明

α受体阻滞剂以扩张小动脉为主,兼有扩张静脉的作用。其他药物治疗:心力衰竭伴有血压下降时可应用多巴胺,有助于增加心排血量、提高血压而心率不一定明显增快。

五、护理评估

(一)健康史

1.患病及诊疗经过

评估患儿有无先天性心脏病史,有无病毒感染史,是否用药及用药情况。

2.目前状况

评估患儿是否有气体交换受损、体液过多、活动无耐力等表现,以及是否有潜在并发症。

(二)身体评估

1.一般状态

评估患儿的各项生命体征,营养及精神状况。

2.专科评估

患儿是否有乏力、活动后气急、腹痛和咳嗽。肺部有无湿啰音。有无水肿情况。

(三)心理-社会评估

(1)评估患儿的心理变化,是否有哭闹分离性焦虑。

(2)了解家长对疾病及治疗、防护知识的了解程度,家庭状况;评估家长和患儿的目前状况。

六、护理措施

(一)一般护理

保持室内温度、湿度适宜,病床整洁舒适,根据缺氧的轻重程度调节氧流量。

(二)饮食护理

严格掌握、记录每天液体入量、食盐摄入量。食盐量每天不能超过 5 g。给予高蛋白、高维生素、易咀嚼、易消化的清淡饮食,限制总热量的摄入,少食多餐,避免过饱。

(三)休息与活动

让患儿取半卧位或端坐位安静休息,限制活动量,尽量减少活动,以免造成疲劳。

(四)呼吸状况监测

监测血气分析和血氧饱和度,以判断药物疗效和病情进展。

(五)输液的护理

控制输液量和速度,以防因随意调快滴速而诱发急性肺水肿。

(六)使用血管扩张剂的护理

监测血压,ACEI有较强的保钾作用,与不同类型的利尿剂合用时应特别注意。

(七)皮肤护理

保持床褥柔软、平整、干燥。患儿穿柔软、宽松的衣服。做按摩或翻身时避免损伤皮肤。严重水肿的患儿可使用气圈或气垫床,保持患儿皮肤清洁,注意观察皮肤状况,预防压疮的发生。

(八)使用利尿剂的护理

遵医嘱正确使用利尿剂,并注意观察和预防其不良反应。主要不良反应是低钾血症,静脉补钾时每 500 mL 液体中氯化钾含量不宜超过 1.5 g,且速度不宜过快。另外,非紧急情况下,利尿剂的应用时间以早晨或日间为宜,以免夜间过频排尿影响患者的休息和睡眠。

(九)使用洋地黄的护理

(1)洋地黄用药安全性很小,用量个体差异较大。

(2)洋地黄中毒最重要的表现是各类心律失常。

(十)洋地黄中毒的处理

(1)立即停药。

(2)快速性心律失常者可选用苯妥英钠或利多卡因。

(3)血钾浓度低应补充钾盐,可口服或静脉补充氯化钾,并停用排钾利尿剂。

七、健康指导

(一)疾病知识指导

帮助患儿家属了解疾病的发生原因及变化过程,指导如何给患儿增加营养。

(二)康复指导

强调预防感染的重要性,严密监测洋地黄用药的反应。

(三)出院指导

(1)预防感染。

(2)避免劳累。

(3)防止情绪激动。

(4)有先天性心脏病的患儿选择适当时机及时手术治疗。

(5)有些长期服用洋地黄药物者,要防止心力衰竭的发生。

(6)患病后及时治疗。

第六章　妇产科疾病的护理

第一节　子宫内膜异位症

子宫内膜组织（腺体和间质）出现在子宫体以外的任何部位时，称为子宫内膜异位症，简称内异症。子宫内膜异位症为良性病变，但具有类似恶性肿瘤的远处转移和种植生长能力。多发生在育龄妇女，其中76%在25～45岁。

一、发病机制

其发病机制尚未完全阐明，目前认为比较相关的有子宫内膜种植学说、体腔上皮化生学说等。

二、临床表现

（一）症状

疼痛是内异症的主要症状，典型症状为继发性痛经、进行性加重。了解下腹疼痛的部位、性质、伴随症状、与经期的关系。

（二）体征

卵巢异位囊肿较大时，妇科检查可触及与子宫粘连的肿块，破裂时可有腹膜刺激征。典型盆腔内膜异位症行双合诊检查时，可扪及触痛性结节，触痛明显。如阴道直肠受累，可在阴道后穹隆触及甚至看到突出的紫蓝色结节。

三、辅助检查

（一）影像学检查

B超可提示内异症的病变位置、大小和形态；盆腔CT和MRI检查对盆腔内异症有诊断价值。

(二)腹腔镜检查和活组织检查

腹腔镜检查和活组织检查是目前国际公认的诊断内异症的最佳方法。只有在腹腔镜或剖腹探查直视下才能确定内异症的临床分期。

(三)血清 CA125 值

中、重度内异症患者血清 CA125 值可能升高。

四、治疗

应根据患者年龄、症状、病变部位和范围,以及对生育的要求等加以选择,强调个体化治疗。症状轻或无症状的轻微病变可选择期待治疗;有生育要求的轻度患者经过全面评估判断后先给以药物治疗,重者行保留生育功能手术;年轻无生育要求的重症患者,可行保留卵巢功能手术,并辅以激素药物;症状及病变均严重的无生育要求者,考虑行根治性手术。腹腔镜手术是首选的手术方法,目前认为腹腔镜确诊、手术加药物为内异症的金标准治疗。

五、护理评估

(一)健康史

了解患者既往病史、药物过敏史;了解患者婚育史,是否有不孕或性交痛,是否有人流史及输卵管手术史;了解患者月经史,是否有痛经,痛经发生的时间、伴随症状、痛经时是否卧床休息或使用药物镇痛;了解是否有月经过多及经期延长,经期前后有无排便坠胀感;了解是否有周期性尿频;了解腹壁瘢痕或脐部是否会出现周期性局部肿块及疼痛。

(二)心理-社会评估

了解患者对疾病的认知,是否有紧张、焦虑等表现;了解患者家庭关系;了解患者的经济水平等。

六、护理措施

(一)一般护理

病房整洁、安静,保持床单位清洁、舒适,注意室内空气流通,避免交叉感染;测量生命体征,定期巡视病房,细致观察病情变化及治疗反应等,发现异常及时报告医师,做好护理记录和书面交班,危重患者床边交班。

(二)症状护理

1.疼痛护理

告知患者疼痛发生的原因,疼痛剧烈时可卧床休息,必要时可遵医嘱给予镇痛药物。

2.阴道流血的护理

阴道流血量明显大于既往月经量的患者,注意收集会阴垫,评估出血量。按医嘱给予止血药,必要时输血、补液、抗感染治疗,指导患者做好会阴部清洁,防止感染。

3.压迫症状的护理

当患者出现局部压迫致排尿、排便不畅时,可给予导尿,以缓解尿潴留。指导患者进食富含纤维素的蔬菜,如芹菜,必要时使用缓泻剂软化粪便,缓解便秘症状。

(三)用药护理

1.口服避孕药物

口服避孕药物适用于轻度内异症患者,常用低剂量高效孕激素和炔雌醇复合制剂,用法为每天 1 片,连续用 6～9 个月,护士需观察药物疗效,观察患者有无恶心、呕吐等不良反应。

2.注射药物治疗

常使用促性腺激素释放激素类似物,用药频率为每 4 周注射 1 次,治疗时间为 3～6 个月,护士需观察药物疗效,观察有无潮热、阴道干涩、性欲降低等不良反应。

3.孕激素类药物

常用药物为甲羟孕酮、甲地孕酮或炔诺酮,30 mg/d,使用时护士需观察患者是否有恶心、轻度抑郁、水钠潴留、体重增加、不规则点滴出血等不良反应,停药数月后痛经可缓解,月经恢复。

(四)手术护理

1.术前护理

饮食护理:外阴、阴道手术及恶性肿瘤手术或可能涉及肠道的手术,术前 3 天进无渣半流质饮食,术前一天进流质饮食,手术前 8 小时禁食,术前 4 小时禁饮。

皮肤准备:腹部手术备皮范围是上起剑突水平,两侧至腋中线,下至大腿内上侧 1/3 及会阴部。阴道手术上起耻骨联合上 10 cm,两侧至腋中线,下至外阴部、肛门周围、臀部及大腿内侧上 1/3。腹腔镜手术患者重点做好脐周清洁,清除脐窝污垢。

肠道准备:清洁肠道应遵医嘱于术前 3 天、术前 1 天、手术当日灌肠或清洁灌肠,也可以口服缓泻剂代替多次灌肠。

阴道准备:遵医嘱术前 1 天或 3 天行阴道冲洗或擦洗,每天 1～2 次。

2.术后护理

床边交班:术毕返回病房,责任护士向手术室护士及麻醉师详细了解术中情况,包括麻醉类型,手术范围,术中出血量、尿量、用药情况,有无特殊注意事项等;及时为患者测量血压、脉搏、呼吸;观察患者神志;检查输液器、腹部伤口、引流管、背部麻醉管、镇痛泵、阴道流血情况等,认真做好床边交班并详细记录。

术后体位:术后回病房根据麻醉方式决定体位,硬膜外麻醉者去枕平卧 6～8 小时,全麻患者未清醒时应去枕平卧,头偏向一侧。然后根据不同手术指导患者采取不同体位,如外阴癌根治术应采取平卧位,腹部手术可采取半卧位。

监测生命体征:通常术后每 15～30 分钟测量一次脉搏、呼吸、血压,观察患者神经精神状态,4～6 小时平稳后可根据手术大小及病情改为每 4 小时 1 次或遵医嘱监测并记录。

饮食护理:术后 6 小时禁食、禁饮,根据病情遵医嘱开始进食流质,然后给予半流质饮食,最后过渡到普食。

伤口护理:观察伤口有无渗血、渗液或敷料脱落情况,有无阴道流血,发现异常应报告医师及时处理。

导尿管护理:保持导尿管通畅,观察并记录尿液的量、颜色、性质,手术当日每小时尿量应不少于 100 mL,至少 50 mL 以上,如有异常,及时通知医师。根据手术范围及病情,术后留置导尿管 1～14 天,保持会阴清洁,每天 2 次会阴擦洗,防止发生泌尿系统感染,导尿管拔除后 4～6 小时应督促并协助患者自行排尿,以免发生尿潴留。

引流管护理:包括盆、腹腔引流管,可经腹部或阴道放置,合理固定引流管,注意保持引流管通畅,避免扭曲、受压及脱落,注意观察引流液的颜色、性状及量并做好记录。一般 24 小时内引流液不超过 200 mL,性状应为淡血性或浆液性,引流量逐渐减少,根据引流量,一般留置 24～48 小时,引流量＜10 mL 便可拔除。拔管后,注意观察置管伤口的愈合情况。

活动指导:鼓励患者尽早下床活动,暂时不能下床的患者需勤翻身、四肢适当活动,可以改善胃肠功能,预防或减轻腹胀,协助并教会患者做踝足运动,预防静脉血栓的发生。术后第一次下床的患者起床需缓慢,有护士或家属陪护,防止因直立性低血压引起晕厥。

疼痛护理:伤口疼痛,通常术后 24 小时内最为明显,可以更换体位减轻伤口张力,遵医嘱给予止痛药;腹腔镜手术术后 1～2 天因二氧化碳气腹原因可引起双肋部及肩部疼痛,即串气痛,多可自行缓解,适当活动四肢可减轻症状,必要时使用镇痛剂。

(五)心理护理

(1)理解并尊重患者,耐心解答其提出的问题,缓解其压力。

(2)鼓励患者诉说内心的真实感受,向患者讲解疾病知识,增强其治疗疾病的信心。

(3)协助其取得家人的理解和帮助,提供足够的支持系统。

七、健康指导

(1)指导患者出院后 3 个月到门诊复查,了解术后康复情况。

(2)子宫内膜异位灶切除及全子宫切除患者禁止性生活 3 个月,禁止盆浴 3 个月,可淋浴。

(3)指导患者遵医嘱按时服药,定期做 B 超检查子宫内膜异位症的治疗效果,如出现超过月经量的阴道出血、异常分泌物、下腹疼痛,及时到医院就诊。

(4)指导非手术治疗患者注意饮食卫生,多进食水果、干果,月经前后,注意勿给予患者过热、过冷的食物。

第二节 闭 经

闭经为常见妇科症状,表现为无月经或月经停止。根据既往有无月经来潮,分为原发性闭经和继发性闭经两类。

一、发病机制

正常月经的建立和维持有赖于下丘脑-垂体-卵巢轴的神经内分泌调节,以及靶器官子宫内膜对性激素的周期性反应,其中任何一个环节发生障碍就会出现月经失调,甚至导致闭经。

二、临床表现

(一)症状

患者主要表现为无月经或月经停止,同时出现与疾病相关的症状。①阴道横隔或无孔处女膜患者可出现周期性下腹痛;②嗅觉缺失综合征患者可伴有嗅觉减退或丧失;③卵巢早衰有过早绝经并伴有绝经综合征症状。

(二)体征

检查发现与疾病相关的体征。①嗅觉缺失综合征患者其内外生殖器均发育异常(两性畸形等);②多囊卵巢综合征患者有毛发分布异常或多毛、肥胖、双侧卵巢增大;③特纳综合征患者有身体发育异常(身高、体重、四肢与躯干的比例失调)、第二性征缺失、卵巢不发育;④席汉综合征患者有生殖器官萎缩、阴毛稀少等;⑤先天生殖道发育异常可见处女膜闭锁或阴道横隔。

三、辅助检查

(一)功能试验

药物撤退试验常用于评估体内雌激素水平及闭经程度。有孕激素试验、雌激素序贯试验、垂体兴奋试验。

(二)激素测定

血甾体激素测定;催乳素及垂体促性腺激素测定;肥胖、多毛、痤疮患者还应行胰岛素、雄激素测定,口服葡萄糖耐量试验(OGTT)、胰岛素释放试验等。

(三)影像学检查

盆腔超声检查,观察盆腔有无子宫,子宫形态、大小及内膜厚度,卵巢大小、形态、卵泡数目;子宫输卵管造影,了解有无宫腔病变和宫腔粘连;CT、磁共振成像(MRI)检查用于检查盆腔及头部蝶鞍区;静脉肾盂造影用以确定有无肾脏畸形。

(四)宫腔镜检查

精确判断宫腔有无粘连。

(五)腹腔镜检查

直视下观察卵巢形态、子宫大小,对诊断多囊卵巢综合征等有价值。

(六)染色体检查

染色体检查对鉴别性腺发育不全的病因及指导临床处理有重要意义。

(七)其他检查

如靶器官反应检查,包括基础体温测定、子宫内膜取样等。

四、治疗

针对病变环节及病因,分别采取全身治疗、药物治疗及手术治疗。

五、护理评估

(一)健康史

(1)详细询问月经史,包括初潮年龄、月经周期、经期、经量和闭经期限及伴随症状等。

(2)了解发病诱因,如精神因素、环境改变、体重增减、饮食习惯、剧烈运动、各种疾病及用药情况等。

(3)已婚妇女需询问生育史及产后并发症史。

(4)原发性闭经应询问第二性征发育情况,了解生长发育史,有无先天性缺陷或其他疾病及家族史。

(二)心理-社会评估

(1)对健康问题的感受:闭经患者常会担心闭经对自己的健康、性生活和生育能力有影响。

(2)对疾病的反应:突然或长期精神压抑、紧张、忧郁,或环境改变、过度劳累等可能引发精神应激;饮食习惯改变或为保持体形强迫节食、超负荷剧烈运动等可导致神经性厌食和体脂下降(1 年内体重下降达 10%～15% 或体脂丢失30%)。以上情况均可能导致闭经。

(3)家庭、社会及经济状况:病程延长及反复治疗效果不佳时,会加重患者和家属的心理压力,加重闭经。

六、护理措施

(一)一般护理

执行妇科一般护理常规。

(二)症状护理

指导患者积极治疗全身性疾病,供给足够营养,增强机体体质,保持标准体重。运动性闭经者,应适当减少运动量;应激或精神因素所致闭经者,应进行耐心的心理治疗,消除其紧张和焦虑;肿瘤、多囊卵巢综合征引起的闭经,应进行特异性治疗。

(三)用药护理

(1)根据闭经的类别,遵医嘱正确使用激素治疗,给予相应的激素以补充体内的激素不足或拮抗过多的激素。

(2)激素应用方案如下。

性激素补充治疗:雌激素补充治疗,促进第二性征发育,适用于无子宫者,常用药物有妊马雌酮 0.625 mg/d 或微粒化 17β-雌二醇 1 mg/d,连服 21 天,停药 1 周后重复给药;雌、孕激素人工周期疗法,适用于有子宫者,上述药物连服 21 天,最后 10 天同时服醋酸甲羟孕酮 6～10 mg/d;孕激素疗法,适用于体内有一定的雌激素水平的Ⅰ度闭经患者,可于月经周期后半期或撤退性出血第16～25 天口服醋酸甲羟孕酮 6～10 mg/d,共 10 天。

促排卵治疗:适用于有生育要求的患者。常用药物有氯米芬和促性腺激素类。促性腺激素包括尿促性腺激素(HMG)、卵泡刺激素(FSH)、人绒毛膜促性素(HCG)、促性腺激素释放激素(GnRH)。用药方法:氯米芬,50～100 mg/d,从月经的第 5 天开始,连用 5 天。HMG(内含 FSH 和 LH 各 75 U)或 FSH 每天 75～150 U,于撤药性出血第 3～5 天开始,卵巢无反应,每隔 7～14 天增加半支(37.5 U),直到 B 超检查可见优势卵泡,最大剂量为 225 U/d,待优势卵泡达到成熟标准时,再使用 HCG 5 000～10 000 U 促排卵;GnRH 用脉冲皮下注射或静脉给药。

恢复排卵:通过与垂体多巴胺受体结合,直接抑制垂体催乳素(PRL)的分泌,常用药物为溴隐亭。单纯高 PRL 血症患者,每天 2.5～5.0 mg,一般在服药的第 5～6 周能使月经恢复;垂体催乳素瘤患者,每天 5.0～7.5 mg,敏感者在服药 3 个月后肿瘤明显缩小。

其他激素治疗:肾上腺皮质激素,适用于先天性肾上腺皮质增生所致的闭经;甲状腺素,适用于甲状腺功能减退引起的闭经。

(3)用药观察:用药期间应仔细观察用药效果及不良反应。氯米芬的不良反应主要有黄体功能不足、对宫颈黏液的抗雌激素影响、黄素化未破裂卵泡综合征及卵细胞质量欠佳;促性腺激素的并发症为多胎妊娠和卵巢过度刺激综合征。

(四)手术治疗的护理

1.了解手术指征及目的

(1)生殖器畸形:如处女膜闭锁、阴道横隔或阴道闭锁,均可通过手术切开,使经血顺畅流出。宫颈发育不良若无法手术矫正,则应行子宫切除术。

(2)人工流产后宫颈或宫腔粘连:多采用宫腔镜下分离粘连,随后加大雌激素剂量和放置宫腔内支撑的治疗方法。宫腔狭窄和粘连可通过宫腔扩张治疗。

(3)肿瘤:卵巢肿瘤一经确诊,应手术治疗;垂体肿瘤患者应根据肿瘤部位、大小及性质确定治疗方案;对于催乳素瘤常采用药物治疗,手术多用于药物治疗无效或腺瘤过大产生压迫症状者。其他中枢神经系统肿瘤多采用手术和(或)放疗。含Y染色体的高促性腺激素闭经者,性腺易发生肿瘤,应手术治疗。

2.手术前准备及手术后护理

详见本章第一节相关内容。

(五)心理护理

(1)鼓励患者说出自己的感受及对疾病的看法,解释疾病与健康的问题,并随时帮助患者澄清错误观念,客观地评价自己。

(2)加强疾病知识宣传,仔细耐心解说病情,消除患者的心理压力,使其配合治疗。

(3)与患者家属沟通:因引起闭经原因较多,闭经诊断周期长,需逐一检查以明确诊断,因此患者要耐心地按规定接受有关检查,取得正确检查结果,才能有满意的治疗效果,要让家属多关心、支持患者。

七、健康指导

(1)告知及时就诊和规范治疗的重要性。

(2)个人卫生指导:在接受治疗期间和阴道有流血时,避免性生活。

(3)用药指导:向患者讲解性激素治疗的作用、具体用药方法及不良反应,帮助患者了解药物的撤退性出血,指导患者严格按医嘱准时服药,不能随意增量、减量或停药。

(4)饮食指导:加强身体锻炼,参与力所能及的社会活动,合理摄取营养,增强体质,保持标准体重。

(5)随访指导:告知患者使用性激素后的不良反应,如出现异常,应立即就诊。

第三节 妊娠滋养细胞疾病

妊娠滋养细胞疾病是一组来源于胎盘滋养细胞的增生性疾病,根据组织学可将其分为葡萄胎、侵蚀性葡萄胎、绒毛膜癌、胎盘部位滋养细胞肿瘤及上皮样滋养细胞肿瘤。除葡萄胎为良性疾病外,其余统称妊娠滋养细胞肿瘤。

一、葡萄胎

葡萄胎是一种滋养细胞的良性病变,因妊娠后胎盘的滋养细胞增生、间质水肿,而形成大小不一的水泡,水泡间有细蒂相连成串,形如葡萄。可分为完全性葡萄胎和部分性葡萄胎两类。葡萄胎一经临床诊断,应及时清宫,清宫过程应严密注意并发肺栓塞。此处仅讲述完全性葡萄胎的相关内容。

(一)临床表现

近30年来,由于超声诊断及血 HCG 的检测,完全性葡萄胎的临床表现发生了变化,但停经后阴道流血仍然是最常见的临床表现,90%的患者可有阴道流血。而其他症状如子宫异常增大、妊娠剧吐、子痫前期、甲状腺功能亢进、呼吸困难等却已少见,但若出现,支持诊断。完全性葡萄胎的典型症状如下。

(1)停经后阴道流血:为最常见的症状。停经8~12周开始有不规则阴道流血,量多少不定,时有时无,反复发作,逐渐增多。若葡萄胎组织从蜕膜剥离,母体大血管破裂,可造成大出血,导致休克,甚至死亡。葡萄胎组织有时可自行排出,但排出之前和排出时常伴有大量流血。葡萄胎反复阴道流血如不及时治疗,可导致贫血和感染。

(2)子宫异常增大、变软:约有半数葡萄胎患者的子宫大于停经月份,质地变软,并伴有血清 HCG 水平异常升高,为葡萄胎迅速增长及宫腔内积血所致。由于大部分葡萄胎在妊娠早期得以诊断,子宫异常增大已较少见。另有少数子宫大小小于停经月份,其原因可能与水泡退行性变、停止发展有关。

(二)一般护理

1.常规护理
执行妇科一般护理常规。

2.病情观察
(1)动态观察生命体征及一般情况变化。

（2）观察阴道流血（量、颜色、性质）情况，若阴道流出物中有水泡状组织，应保留会阴垫，收集标本送病理学检查。

（3）观察呕吐物的性质。

（4）行清宫术前需观察有无休克，子痫前期，甲状腺功能亢进，水、电解质紊乱及贫血等情况，如有及时报告医师，待病情稳定后再行清宫术。

3.合并妊娠高血压综合征护理

遵医嘱做好相应的治疗及护理。

4.呕吐护理

消除可能引起呕吐的因素，保持口腔卫生，每次呕吐后漱口。必要时遵医嘱应用镇静药。

5.环境与休息

（1）提供舒适、安静、干净的病房环境，注意通风，保持空气清新与床单位整洁。

（2）卧床休息，适当运动，保证睡眠充足。

6.饮食护理

少食多餐，给予高蛋白、高维生素、清淡、易消化饮食。

7.会阴护理

保持外阴清洁。

8.手术治疗护理

（1）清宫术的护理：①清宫术前，应配血备用，做好各种应急抢救的药品和物品准备。②清宫术时，建立静脉通道，遵医嘱静脉滴注缩宫素，加强子宫收缩，防止术中子宫穿孔和大出血。③清宫术后，将刮出物送病理检查，葡萄胎清宫不易一次吸刮干净，一般于1周后再次刮宫。

（2）子宫切除术护理：执行腹部手术一般护理常规，完善术前、术后的护理工作。

（三）健康指导

1.心理护理

向患者及家属讲解葡萄胎疾病的相关知识，及时提供相关治疗信息，并说明葡萄胎是良性病变，经过治疗后能恢复正常，让患者减轻焦虑及恐惧心理，增强战胜疾病的信心。

2.避孕指导

在随访期间可靠避孕1年。首选用安全套避孕。宫内节育器可混淆子宫出血原因,故不宜使用。含有雌激素的避孕药可促进滋养细胞生长,也不宜采用。

3.卫生指导

(1)保持身体清爽,日常沐浴应洗淋浴,不宜洗盆浴。

(2)保持外阴清洁,及时更换会阴垫和内裤,排便后清洗会阴,以防感染。

4.向患者及家属告知出院事宜

(1)遵医嘱服药,定期来院复查。

(2)随访时间及内容:葡萄胎清宫术后,应监测 HCG。第一次测定应在清宫术后 24 小时内,以后每周一次,直至连续 3 次阴性,再每个月一次共 6 个月,然后每 2 个月一次共 6 个月,自第一次阴性后共计 1 年。每次随访时除 HCG 测定,还要检查月经是否规则,有无异常阴道流血,有无咳嗽、咯血等症状,并做妇科检查。每 3~6 个月或出现 HCG 异常或有临床症状或体征时行腹部 B 超、X 线或 CT 检查。

(3)刮宫术后禁性生活和盆浴 1 个月。注意经期卫生,流血期间禁性生活。

(4)出院治疗期间,出现阴道流血、咳嗽、咯血等症状应随时来院就诊,以免延误病情。

二、侵蚀性葡萄胎

葡萄胎组织侵入子宫肌层或转移到邻近及远处器官者称侵蚀性葡萄胎。多在葡萄胎清除后 6 个月内发生,可穿破子宫肌层或转移至肺、阴道、外阴等器官,造成局部破坏出血。其具有恶性肿瘤的特点,但治疗效果及预后均较绒毛膜癌为好,治疗主要是化疗或化疗加手术治疗。

(一)一般护理

1.常规护理

执行妇科一般护理常规。

2.急救护理

(1)阴道大出血的患者应取平卧位,并给予吸氧、保暖。

(2)迅速建立静脉通道,留取血、尿标本,遵医嘱输血、输液,确保输注速度。

(3)配合医师尽快完善清宫手术前的准备工作。

3.病情观察

(1)动态观察生命体征和一般情况变化。

(2)阴道转移:①密切观察阴道有无破溃出血,禁行不必要的检查。②准备好各种抢救物品(输血、输液用物,长纱条和止血药物)。③如发生溃破大出血时,应立即报告医师并配合抢救。④取出纱条未见继续出血,仍需要严密观察阴道流血情况、有无感染及休克征兆。

(3)肺转移:①观察有无咳嗽、吐血痰、反复咯血、胸痛及呼吸困难等情况。②大量咯血时有窒息、休克,甚至死亡的危险,如发现应立即通知医师,同时立即给氧,协助患者取头低侧卧位,轻击背部,排出积血,保持呼吸道的通畅。

(4)脑转移。①记录24小时出入量,观察有无电解质紊乱的症状。②瘤栓期:表现为一过性脑缺氧症状,如暂时性失语、失明、突然跌倒等。脑瘤期:表现为头痛、喷射性呕吐、偏瘫、抽搐甚至昏迷。脑疝期:表现为颅内压升高,脑疝形成,严重时压迫脑干可导致死亡。③重视早期症状,并采取必要的护理措施预防跌倒、咬伤、吸入性肺炎、角膜炎、压疮等并发症的发生。

(5)肝转移:预后不良。表现为上腹部或肝区疼痛,若病灶穿破肝包膜可出现腹腔内出血。

(6)昏迷、偏瘫:按相应的护理常规实施护理。

4.用药护理

遵医嘱准确、及时应用止血、脱水、镇静、抗生素及化疗等药物,并注意观察用药后的疗效与不良反应。

5.环境与休息

(1)提供舒适、安静、干净的病房环境,注意通风,保持空气清新与床单位整洁。

(2)卧床休息,适当运动,限制走动减轻消耗,有呼吸困难者予半卧位并吸氧。

(3)严格控制探视,避免交叉感染。

6.饮食护理

少食多餐,给予高营养、高蛋白、高维生素、清淡、易消化的饮食。

7.化疗护理

遵医嘱予以化疗护理。

(二)健康指导

1.心理护理

(1)向患者及家属讲解侵蚀性葡萄胎的相关知识,及时提供相关治疗信息,以缓解患者及家属的恐惧和焦虑。

(2)耐心解答患者及家属的询问,鼓励患者表达内心感受,针对其心理问题,及时予以干预与疏导。保持与患者家属的联系,鼓励家属给予爱的表达,使患者树立战胜疾病的信心。

2.避孕指导

在随访期间应节制性生活,可靠避孕1年,首选安全套避孕。宫内节育器可混淆子宫出血原因,故不宜使用。含有雌激素的避孕药可促进滋养细胞生长,也不宜采用。若有生育要求者,化疗停止1年后可以妊娠。

3.健康指导

(1)遵医嘱服药,定期来院复查。

(2)随访时间:第1年内每月随访1次,1年后每3个月1次,持续3年,再每年1次至第5年,此后每两年1次。

(3)注意保暖,避免着凉,告知患者勿去人多的公共场所,以预防感染。

(4)出院治疗期间,出现阴道流血、头痛、胸痛、咳嗽、咯血等症状应随时来院就诊,以免延误病情。

三、绒毛膜癌

绒毛膜癌为一种高度恶性的肿瘤,继发于葡萄胎、流产或足月分娩以后,继发于三者的发生比率约为2:1:1,少数可发生于异位妊娠后,患者多为生育年龄妇女,少数发生于绝经以后,这是因为滋养细胞可隐匿(处于不增殖状态)多年,以后才开始活跃,原因不明。

(一)一般护理

1.常规护理

执行妇科一般护理常规。

2.病情观察

(1)动态观察生命体征和一般情况变化。

(2)严密观察阴道流血(量、颜色、体质)及腹痛情况。发现阴道流血量明显增多或者腹痛加剧等异常情况,应及时报告医师,并记录。

(3)转移病灶观察:同侵蚀性葡萄胎。

3.环境与休息

(1)提供舒适、安静、干净的病房环境,注意通风,保持空气清新与床单整洁。

(2)卧床休息,适当运动,限制走动减轻消耗,有呼吸困难者予半卧位并吸氧。

(3)严格控制探视,避免交叉感染。

4.饮食护理

少食多餐,给予高营养、高蛋白、高维生素、清淡易消化的饮食,提供患者喜欢的食物。

5.手术治疗护理

(1)手术前准备:执行妇科腹部手术一般护理常规,落实手术前的护理工作。

(2)手术后护理:护行妇科腹部手术一般护理常规,落实手术后的护理工作。

6.化疗治疗护理

遵医嘱予以化疗护理。

(二)健康指导

1.心理护理

向患者及家属讲解绒毛膜癌的相关知识,及时提供相关治疗信息以消除患者的恐惧和焦虑情绪。耐心解答患者及家属的询问,鼓励患者表达内心感受,针对其心理问题,及时予以干扰与疏导。保持与患者家属的联系,鼓励家属给予爱的表达,使患者树立战胜疾病的信心。

2.告知患者及家属坚持巩固化疗治疗的重要性

(1)绒毛膜癌近期治愈后巩固化疗 1~3 个疗程,以后每周测定血 β-HCG 1 次,正常者 3 个月后再巩固化疗 1 次,以后每半年化疗 1 次,2 年不复发者不再化疗。

(2)绒毛膜癌治愈后对有生育要求的妇女严格避孕 2 年,为防止 β-HCG 值受避孕因素影响,最好采取男用避孕套和女用阴道隔膜双方避孕法。

(3)良性滋养细胞肿瘤的恶变机会,据目前文献报道为 12%~20%,故随诊工作应持续至少 2 年,有条件者应长期随诊。

3.向患者及家属告知出院事宜

(1)遵医嘱服药,定期来院复查。

(2)随访时间:第 1 年内每月随访 1 次,1 年以后每 3 个月 1 次并持续 3 年,再每年 1 次至第 5 年,以后每 2 年 1 次。

(3)有转移灶症状出现时,应卧床休息,等病情缓解后再适当活动。

(4)节制性生活并落实避孕措施,有阴道转移者严禁性生活。

(5)出院治疗期间,出现阴道流血、头痛、胸痛、咳嗽、咯血等症状应随时来院就诊,以免延误病情。

第四节 子宫内膜癌

子宫内膜癌是指发生于子宫内膜的一组上皮性恶性肿瘤,以来源于子宫内膜腺体的腺癌最为常见。该病占女性生殖道恶性肿瘤的 20%～30%,占女性全身恶性肿瘤的 7%,是女性生殖道三大恶性肿瘤之一。近年来,发病率有上升趋势。

一、发病机制

子宫内膜癌的确切病因仍不清楚,目前认为可能有以下两种发病类型。一种为雌激素依赖型,可能是在缺乏孕激素拮抗而长期受雌激素刺激的情况下导致子宫内膜增生症,继而癌变。该类型占大多数,均为内膜样腺癌,肿瘤分化好,预后好。其中 20% 的内膜癌患者有家族史,常伴有肥胖、高血压、糖尿病、不孕及绝经期延迟等临床表现。一种为非雌激素依赖型,发病与雌激素无明显关系,其病理类型属于少见型,如透明细胞癌、腺鳞癌等,多见于老年体瘦妇女,肿瘤恶性程度高,分化差,预后不良。

二、临床表现

(一)症状

了解患者是否有不规则阴道流血,从经期、经量及间隔时间进行评估,判断是否异常;了解是否为绝经后的异常阴道流血;了解阴道排液的性质、颜色、量;了解有无疼痛、贫血、消瘦、发热等表现。

(二)体征

早期妇科检查可无异常发现,晚期可有子宫增大,若癌肿累及宫颈内口可有宫腔积脓,子宫有明显压痛,偶可在宫旁扪及不规则结节状物,偶见癌组织自宫颈口脱出,质脆,触之易出血。

三、辅助检查

分段诊断性刮宫是目前早期子宫内膜癌最常用且最有价值的诊断方法,确诊依据是组织学诊断结果。宫腔镜检查可观察宫腔,取活组织送病理检查,提高诊断率。经阴道 B 超检查可了解子宫大小、宫腔形状、宫腔内有无赘生物、子宫内膜厚度、肌层有无浸润及浸润深度。磁共振成像(MRI)可对浸润有较准确的判断。计算机体层成像(CT)可协助判断有无宫外转移。

四、治疗

根据患者病情及全身情况选择手术、放疗或药物(化学药物及激素)治疗,可单独或综合应用。早期患者以手术为主,术后根据高危因素选择辅助治疗;晚期患者采用手术、放疗、药物治疗等综合治疗方案。

五、护理评估

(一)健康史

了解患者的既往病史、药物过敏史;了解婚育史、是否不孕及有无自然流产史;了解有无家族疾病史;了解是否接受过雌激素替代治疗。

(二)心理-社会评估

了解患者对疾病的认知,是否有恐惧、焦虑、抑郁等表现;了解患者的家庭关系;了解患者的经济水平等。

六、护理措施

(一)一般护理

执行妇科一般护理常规。

(二)症状护理

(1)有阴道流血者,需观察阴道流血的时间、量,指导患者清洗会阴部,每天清洗 2 次。

(2)有阴道排液者,需观察排液的性质、颜色、气味、量,指导患者清洗会阴部,每天清洗 2 次。

(3)有腹痛者,需观察疼痛的部位、性质、程度、持续时间。

(三)用药护理

1.孕激素治疗

常用药物:口服醋酸甲炔孕酮 200～400 mg/d;己酸孕酮 500 mg,每周肌内注射 2 次。孕激素治疗以高效、大剂量、长期应用为宜,至少使用 12 周以上方可判定疗效。长期使用者需观察是否有水钠潴留、水肿或药物性肝炎等不良反应,停药后即可恢复。

2.抗雌激素制剂

常用药物为他莫昔芬,用法为 10～20 mg,每天 2 次。有潮热、畏寒、急躁等类似绝经期综合征的表现,以及头晕、恶心、呕吐、不规则阴道少量流血、闭经等不良反应及时汇报医师。

3.化学治疗

常用药物有顺铂、环磷酰胺等,可单独或联合使用。

(四)手术护理

1.术前护理

见本章第一节相关内容。

2.术后护理

见本章第一节相关内容。

(五)放疗护理

1.腔内治疗

腔内治疗多采用后装治疗机放置铱-192进行治疗,接受盆腔内放疗者,应先灌肠并留置导尿管,以保持直肠、膀胱空虚状态,避免放射性损伤。治疗后,观察阴道充血、水肿情况,观察有无渗血、出血,有出血应协助医师用纱布压迫止血,无出血者可每天阴道冲洗一次,防止阴道粘连。观察膀胱功能,护士应观察患者是否有尿频、尿痛、血尿、排尿困难、尿潴留等,鼓励患者每天饮水不少于3 000 mL,并遵医嘱使用维生素类药物。放射性肠炎是腔内放疗最常见的并发症,护士需观察患者大便的性状,腹痛、腹泻的程度,发现异常及时汇报医师停止治疗。

2.体外照射

护士应随时观察患者照射部位皮肤的颜色、结构、完整性,有无干燥、瘙痒或疼痛等症状;告知患者不要搔抓皮肤,可用手轻拍局部皮肤或涂维生素软膏;指导患者保持皮肤清洁、干燥,每天用温水软毛巾蘸洗,避免冷热刺激;禁止使用刺激性消毒剂;指导患者穿宽松、纯棉的内衣。

(六)心理护理

(1)关心体贴患者,以减轻其心理压力。

(2)提供疾病知识,告知患者子宫内膜癌治疗的良好结局和预后,以缓解其恐惧、焦虑情绪。

(3)鼓励患者参与诉说内心的真实想法,积极配合治疗。

(4)协助患者取得家人的理解和帮助,增加对治疗的信心。

七、健康指导

(1)指导患者随访:术后2年内每3~6个月1次;术后3~5年每6~12个月

1次,5年后每年1次。嘱患者如出现异常阴道流血、异常分泌物、下腹疼痛,及时到医院就诊。

(2)指导患者术后3~6个月内避免重体力劳动,术后3个月禁止性生活。

(3)指导患者注意个人卫生,禁止盆浴3个月,可选择淋浴。

(4)指导阴式手术患者出院后避免剧烈运动,避免负重过久,如久坐、久蹲、久站,要保持大便通畅,必要时可口服导泻药物。患者可适当参加户外活动,劳逸结合,但应避免从事会增加盆腔充血的活动,如跳舞、久站等。

第五节 外 阴 癌

外阴癌以原发性为主,最常发生在大阴唇,其次是小阴唇、阴道前庭及阴蒂等处。外阴癌平均发病年龄为50~60岁,近年来发病有年轻化趋势。绝大多数外阴癌是鳞状细胞癌。其主要症状是外阴部有结节和肿块,常伴有疼痛或瘙痒。部分患者表现为外阴溃疡,经久不愈,晚期患者还有脓性或血性分泌物增多,尿痛等不适。扩散方式以局部蔓延和淋巴扩散为主,极少血行转移。外阴癌的治疗以手术为主,强调个性化和多学科综合治疗。

一、病因

外阴癌的病因尚不清楚,常合并外阴上皮内瘤变。与发病相关的因素有性传播疾病,包括尖锐湿疣、单纯疱疹病毒Ⅱ型(HSV-Ⅱ)感染、淋病、梅毒等,人乳头瘤病毒(HPV)感染(尤其是高危型,如 HPV-16 型),巨细胞病毒感染;外阴上皮内非瘤样病变中5%~10%伴不典型增生者可能发展为外阴癌,外阴癌50%伴有外阴上皮内非瘤样病变。

二、病理

原发性外阴癌80%以上为鳞状细胞癌,少数为前庭大腺癌或汗腺癌。外阴癌的癌前病变称为外阴上皮内瘤变(vulvar intraepithelial neoplasia,VIN),包括外阴上皮不典型增生及原位癌。外阴上皮内瘤变分为3级:Ⅰ级指轻度外阴不典型增生,Ⅱ级指中度外阴不典型增生,Ⅲ级指重度外阴不典型增生及外阴原位癌。

外阴癌最好发于大阴唇,其次是小阴唇、阴蒂、会阴、肛周及尿道口,常为多源性,病变早期多为圆形硬结,少数为乳头状或菜花状赘生物。病变继续发展,可形成溃疡或菜花状质硬肿块。

外阴癌的转移方式以直接浸润转移及淋巴转移常见,血行转移很少。外阴癌的淋巴转移是主要转移方式。外阴部淋巴管分布丰富,双侧淋巴管互相交叉成网状,癌灶往往先向同侧淋巴结转移,腹股沟浅淋巴结最早受累,再经腹股沟深淋巴结到盆腔淋巴结,进而到腹主动脉旁淋巴结。癌细胞可直接向周围及深部组织浸润生长,蔓延到尿道、对侧外阴及阴道,深至肛提肌、直肠、膀胱等部位。

三、临床表现

(一)症状

症状主要为不易治愈的外阴瘙痒和各种不同形态的肿物,如结节状、菜花状、溃疡状。肿物易合并感染,较晚期可出现疼痛、渗液和出血。

(二)体征

癌灶可生长在外阴任何部位,大阴唇最多见,其次为小阴唇、阴蒂、会阴、尿道口或肛周等。早期局部丘疹、结节或小溃疡;晚期呈不规则肿块,伴或不伴溃疡或乳头样肿瘤。若癌灶已转移至腹股沟淋巴结,可扪及一侧或双侧腹股沟淋巴结增大,质地硬且固定。

四、治疗

手术是治疗外阴癌的主要措施。强调个体化、多学科综合治疗。根据患者的一般情况及临床分期尽量选择手术治疗,有内科并发症不能手术的也可用化疗、放疗或综合治疗。

五、一般护理

(一)病情观察

(1)观察外阴局部有无丘疹、硬结、溃疡或赘生物,局部有无疼痛、瘙痒、恶臭分泌物。

(2)观察是否存在尿频、尿痛或排尿困难。

(二)会阴护理

指导患者保持会阴部清洁,穿柔软的棉质内裤,经常更换,避免搔抓,以免局部感染。

(三)心理护理

向患者及家属讲解外阴肿瘤的相关知识,与患者沟通,及时进行心理疏导,消除患者及家属的紧张、恐惧心理,以取得理解,使患者积极配合治疗。

六、手术护理

手术方式:广泛的全外阴切除及腹股沟淋巴结清扫术,有时还包括盆腔淋巴结清扫术。

(一)术前护理

1.常规护理

执行妇科会阴部及经阴道手术前护理常规。

2.需要植皮患者的护理

外阴需植皮者,供皮区皮肤应在术前脱毛,消毒后用无菌巾包扎备用。

3.准备患者术后用品

备好患者术后用的消毒棉垫、绷带、引流设备。

4.健康指导

(1)向患者及家属说明各项术前准备的目的、时间及患者可能出现的感受,并告知术后将重建切除的会阴,以使其增强手术治疗的信心,积极配合治疗。

(2)告知外阴癌根治术因手术范围大,术后反应会较重,可能的并发症及应对措施。指导患者正确的翻身、咳嗽、床上肢体活动、床上使用便器等方法。

(二)术后护理

1.常规护理

执行妇科会阴部及经阴道手术后护理常规。

2.病情观察

(1)密切观察切口渗血及引流液的量、颜色、性状。

(2)严密观察切口皮肤有无红、肿、热、痛等感染征象及皮肤的湿度、温度、色泽等。

(3)正确判断植皮瓣愈合的情况。

3.体位与活动

(1)协助患者取平卧位,帮助其双腿外展并屈膝,膝下垫软枕,以减少腹股沟及外阴部张力,有利于切口愈合和减轻患者的不适感。

(2)鼓励并指导患者进行上半身及上肢活动以防止压疮发生,活动时注意保持引流管通畅。

4.饮食和排便护理

术后 6 小时可进流质或少渣饮食,同时遵医嘱应用抑制排便药,如复方樟脑酊,每天 3 次,每次 3 mL,根据手术范围,尽量控制在外阴切口愈合后(手术 3~5 天)后排便。经检查外阴切口愈合良好,排便前遵医嘱予以液状石蜡 30 mL,每天 1 次,连服 3 天,使粪便软化。

5.外阴护理

保持外阴部清洁干燥,遵医嘱给予药液擦洗会阴,每天 2 次。便后及时用温水清洁会阴,并按无菌操作更换切口敷料,重新包扎。

6.切口护理

术后第 2 天开始遵医嘱给予红外线照射会阴部及腹股沟切口,每天 2 次,每 20 分钟 1 次,以促进愈合。但要特别注意避免烫伤。

7.切口拆线

(1)外阴切口 5 天开始间断拆线。

(2)腹股沟切口 7~10 天拆线。

(3)阴阜部切口 7~10 天拆线。

七、放射治疗护理

放射治疗是外阴癌有效的辅助治疗手段。对身体不能耐受手术或无法手术治疗的患者可行放射治疗;术前放疗可减小肿瘤体积、降低肿瘤细胞活性、增加手术切除率及保留尿道和肛门括约肌功能。外阴癌以腔外放射治疗为主。

(一)一般护理

1.放疗前评估

放疗前评估患者血常规、生命体征、阴道流血、不适症状等,若体温超过 37.5 ℃,白细胞计数小于 $4.0×10^9/L$,通知医师,并遵医嘱确定是否继续放疗。严格执行放射治疗方案,保证照射方式、部位、剂量准确,且保证体位安全、舒适。

2.腔外照射皮肤护理

(1)保持照射野皮肤的清洁干燥,避免局部刺激,防止局部感染。

(2)不可在放射部位涂用含金属的药膏及氧化锌的胶布,也不可在局部进行注射等治疗。

(3)随时观察照射区的皮肤颜色、结构及完整性的变化。

3.健康指导

(1)指导放疗患者治疗后静卧 30 分钟,以减轻放射治疗的反应,并鼓励其多饮水,以促进毒素排泄。

（2）告知患者及家属因放射线在破坏癌细胞的同时也会损伤正常组织细胞，故在治疗期间，要加强营养，注意休息，适当活动。

（3）保护照射区皮肤，避免感染，注意观察大小便情况，如有异常，及时通知医师。

（4）指导患者注意清洁卫生，预防感染。

（二）放射治疗并发症护理

1.近期反应

近期反应多发于放疗中或放疗后的 3 个月内。

（1）皮肤反应。①临床表现：放疗者常在照射后 8～10 天开始出现皮肤反应。轻度者表现为皮肤红斑，然后转为干性脱屑；中度者可出现水泡、溃烂或组织表层丧失；重度者则表现为局部皮肤溃疡。②处理：可采用可的松软膏等药物减轻局部反应，并根据皮损程度认真做好皮肤护理。轻度反应者可在保护皮肤的情况下继续放疗，而出现中度或重度放疗反应者应停止放疗。

（2）全身反应。①临床表现：表现为乏力、恶心、食欲缺乏等，合并化疗者全身反应较重。②处理：一般对症处理，可继续放疗。

（3）直肠反应。①临床表现：多发生在放疗开始 2 周后，表现为里急后重、腹泻、便血等。②处理：应给予高蛋白、高维生素的易消化饮食，用止泻药，严重者暂停放疗。

（4）膀胱反应。①临床表现：多发生于术后，表现为尿路刺激征。②处理：应给予抗炎、止血治疗，严重者暂停放疗。

2.远期反应

患者合并糖尿病、高血压或有盆腔疾病手术史者可能增加远期并发症的发生率。

（1）放射性直肠炎、乙状结肠炎。①临床表现：多发生于放疗后半年至一年后，主要表现为腹泻、黏液便、里急后重等。②处理：以对症治疗为主，如出现梗阻、穿孔等需手术治疗。

（2）放射性膀胱炎。①临床表现：多发生于放疗后一年，尿路刺激征明显。②处理：以保守治疗为主，抗炎、止血，行药物膀胱灌注。严重者需手术治疗。

（3）放射性小肠炎。①临床表现：主要表现为稀便、腹痛等。②处理：给予对症治疗，如出现梗阻、穿孔等需手术治疗。

（4）外阴、盆腔纤维化。①临床表现：严重者继发肾功能障碍、下肢水肿。②处理：可行中药活血化瘀治疗，若出现输尿管狭窄、梗阻需手术治疗。

八、出院指导

(1)遵医嘱服药,建议复查间隔为第1年每1~3个月1次;第2~3年每3~6个月1次;3年后每年1次。

(2)外阴部有硬结、肿物,或出现瘙痒、疼痛、破溃、出血等异常情况应及时到医院就诊。

(3)平常休息时适当抬高下肢,如发现有下肢肿胀或疼痛时,及时就诊。

(4)出院康复期间发现患者身体有不适等异常情况,应随时来院就诊。

第六节 先 兆 流 产

先兆流产是指妊娠28周前先出现少量阴道流血,常为暗红色或血性白带,无妊娠物排出,随后出现阵发性下腹痛或腰背痛。妇科检查宫颈口未开,胎膜未破,子宫大小与停经周数相符。经休息及治疗后症状消失,可继续妊娠。

先兆流产是自然流产发展的早期阶段,如继续发展,孕妇宫颈口出现扩张,即为难免流产。当部分或全部妊娠物排出宫腔,则为不完全流产或完全流产。按照发生时间,流产发生在妊娠12周前,称为早期流产;发生在妊娠12周或之后者,称为晚期流产。

导致先兆流产的原因有母体原因、胚胎原因、环境原因等。宫颈功能不全是晚期流产的母体原因之一。宫颈功能不全亦称子宫颈内口闭锁不全、子宫颈口松弛症。宫颈功能不全患者的宫颈含纤维组织、弹性纤维及平滑肌等均较少,或由于宫颈内口纤维组织断裂、峡部括约肌能力降低,使宫颈呈病理性扩张和松弛。子宫颈功能不全的表现主要是不明原因的晚期流产、重复性流产或早产。处理原则为手术治疗,一般选择在12~18周。

先兆流产的处理原则为卧床休息,减少刺激;及时了解胚胎发育情况,避免盲目保胎;胚胎发育正常,应针对原因积极保胎。

一、一般护理

(1)心理护理:根据患者不同的心理状态给予鼓励、安慰和帮助。做好患者和家属的思想工作,使患者的情绪得到稳定。

（2）保持病房安静，环境舒适，室内温度、湿度适宜。

（3）嘱患者卧床休息，禁止性生活、灌肠等，以减少各种刺激。提供适当的生活护理，一般阴道出血停止后 3～4 天可适当下床活动。

（4）饮食指导：根据自身特点合理饮食，保持良好的饮食习惯。饮食以清淡、富有营养、易消化的食物为主。

二、保胎期间护理

（1）向患者说明保胎治疗的目的、意义，使患者积极配合治疗。

（2）遵医嘱给予药物治疗，并观察疗效和不良反应。黄体功能不足者，多给予黄体酮等孕激素；绒毛膜促性腺激素可促进黄体酮的合成，维持黄体功能；维生素 E 为抗氧化剂，有利于孕卵发育。

（3）严密观察患者腹痛的性质、部位和阴道出血情况，注意有无妊娠组织物的排出。患者腹痛、阴道出血加重或胚胎组织物排出，应及时通知医师，予以相应的检查及治疗，排出物送病理检查。

（4）保持外阴清洁，遵医嘱给予预防感染治疗。监测体温、血常规，体温高于38 ℃提示有感染可能。发现感染征象及时报告，按医嘱给予抗生素治疗，做好药物疗效和不良反应的观察及处理配合。

（5）B 超检查显示胚胎发育不良，HCG 持续不升或下降表明流产不可避免，应终止妊娠行清宫术者，遵医嘱做术前准备。

三、宫颈功能不全的护理

（1）手术治疗患者，执行阴道手术护理常规。

（2）手术前后根据妊娠周数监测胎心、胎动变化。

（3）术后根据医嘱给予激素及宫缩抑制剂。

（4）术后禁止性生活，定期随访，密切注意子宫收缩情况，已临产者立即拆除缝线。

四、健康指导

（1）正确指导患者休息及下床活动。如阴道出血，尽量卧床休息，不必过度紧张。当阴道出血停止或腹痛消失 3～4 天后，即可下床活动，但活动量不宜过大，以不感到劳累为宜。

（2）指导患者培养良好的生活习惯，禁止性生活，避免不必要的妇科检查。

（3）保持外阴清洁，勤换内裤及护垫，并做好消毒工作。

（4）指导患者如出现组织物排出、出血量增加或腹痛加剧等情况，应携带排出组织物立即去医院就诊。

第七节 多 胎 妊 娠

多胎妊娠是指在一次妊娠中，宫腔内同时有两个或两个以上胎儿。

一、临床表现

（一）症状

孕妇妊娠早期妊娠反应较重，子宫大于妊娠月份，尤其是 24 周以后，因子宫增大明显，使横膈抬高，引起呼吸困难，胃部受压、胀满，食欲缺乏，孕妇会感到疲劳和腰背痛。

（二）体征

宫底高度大于正常孕期，腹部可触及多个胎头，多个胎体，胎动部位不固定且胎动频繁，不同部位可听到两个胎心，且两者速率不一，胎心率相差大于10 次/分。

二、治疗原则及要点

（一）妊娠期

及早诊断出双胎妊娠者，增加其产前检查次数，注意休息，加强营养，注意预防贫血、妊娠期高血压疾病的发生，防止早产、羊水过多、产期出血等。

（二）分娩期

观察产程和胎心变化。如发现有宫缩乏力或产程延长，应及时处理。正确助产，必要时采用阴道助产术，并注意防止胎头交锁导致难产。

（三）产褥期

第二个胎儿娩出后应立即肌内注射或静脉滴注缩宫素，腹部放置沙袋，防止腹压骤降引起休克，同时预防发生产后出血，尤其是产后 2～4 小时内的迟缓性出血，必要时使用抗生素预防感染。

三、护理评估

(一)健康史

询问家族有无多胎史,孕妇的年龄、胎次,孕前是否使用促排卵药;了解本次妊娠经过及产前检查情况。

(二)身体评估

评估孕妇的早孕反应程度、食欲、呼吸情况,以及下肢水肿、静脉曲张程度,孕妇经常主诉感到多处胎动而非某一固定位置。

(三)相关检查

(1)产前检查。

(2)B超检查。

(3)多普勒胎心仪。

四、护理措施

(1)增加产前检查的次数,每次检测宫高、腹围和体重。

(2)让患者注意休息,尤其是妊娠最后2～3个月,要求卧床休息,卧床时最好取左侧卧位。

(3)加强营养,尤其是注意补充铁、钙、叶酸,以满足妊娠需要。

(4)使患者保持心情愉悦,积极配合治疗。

(5)应加强病情观察,及时发现并处理异常情况。

(6)鼓励孕妇少食多餐,满足孕期需要,必要时给予饮食指导,如增加铁、叶酸、维生素的供给。多胎妊娠孕妇腰背部疼痛症状明显,应注意休息,可局部热敷缓解症状。

(7)严密观察产程和胎心率变化,如发现有宫缩乏力或产程延长,及时处理,按医嘱使用抗生素。为预防产后出血的发生,产程中开放静脉通路,做好输液、输血准备,第二个胎儿娩出后应立即肌内注射或静脉滴注缩宫素,腹部放置沙袋,防止腹压骤降引起休克,产后观察子宫收缩及阴道流血情况,发现异常及时配合处理。

五、健康教育

(1)护士应指导孕妇注意休息,加强营养。

(2)注意阴道流血和子宫复旧情况,及早识别产后出血,感染等异常情况。

（3）指导产妇正确进行母乳喂养，选择有效的避孕措施。

第八节　脐带脱垂

脐带是胎儿与母体进行气体交换和物质代谢的重要通道。当胎膜未破时，脐带位于胎先露部前方称为脐带先露。当脐带下降位于胎儿先露部一侧，但没有超过先露部，称为隐性脐带脱垂，此时胎膜可以完整，也可以破裂。当胎膜破裂，脐带脱出于宫颈外口，降至阴道甚至外阴部时称为脐带脱垂或显性脐带脱垂。脐带脱垂是分娩期并发症之一，发生率为 0.1%～0.6%。脐带受压、血流受阻时，可导致胎儿窘迫甚至威胁生命。经产妇、胎膜未破、宫缩良好者，取头低臀高位，密切观察胎心率，等待胎头衔接。宫口逐渐扩张、胎心率良好、胎儿存活者，应争取尽快娩出胎儿。初产妇、足先露或肩先露者，应行剖宫产术。

一、临床表现

（一）症状与体征

1.症状

脐带脱垂时如果脐带受压不严重，临床上无明显异常；若脐带受压可出现胎心率变快、变慢，胎儿循环受阻时间过长（超过 7 分钟）可导致胎死宫内。

2.体征

阴道检查或肛门检查可在胎先露部旁侧或前方触及有搏动的条索状物。

（二）辅助检查

B 超及彩色多普勒超声检查有助于明确诊断。在胎先露部旁侧或前方找到脐血流声像图可确诊。

二、诊断

注意高危因素及临床表现，显性脐带脱垂阴道检查即可诊断，隐性者需借助超声检查。

（一）诊断标准

（1）可疑脐带先露：胎膜未破时，胎动及宫缩后胎心率突然变慢，通过改变体位、上推胎先露部及抬高臀部后迅速恢复。

（2）确诊脐带先露或脐带脱垂。

阴道检查：可在胎先露部旁侧或前方及阴道内触及脐带，或脐带脱出于外阴。

B超检查：可在胎先露部旁侧或前方找到脐血流声像图。

（二）病因

（1）胎头未衔接，如头盆不称、胎头入盆困难。

（2）胎位异常，如臀先露、肩先露、枕后位。

（3）胎儿过小或羊水过多。

（4）脐带过长、脐带附着异常或低置胎盘。

三、治疗

（一）脐带脱垂的产前评估

（1）胎产式异常的孕妇可在妊娠37周后入院，一旦出现分娩先兆或怀疑出现胎膜破裂时，应视为紧急情况紧急处理。臀先露的足月孕妇选择阴道试产时，可行超声检查排除脐带先露。

（2）非头先露及出现未足月胎膜早破的孕妇应住院防止脐带脱垂的发生。

（二）人工破膜与脐带脱垂

胎先露未固定或先露位置较高时，应尽量避免人工破膜。如需人工破膜时，需要注意：①掌握人工破膜的指征。②破膜前尽可能通过阴道检查或超声排除脐带先露的存在，如发现脐带低于胎先露，则应避免人工破膜。③破膜应在预计宫缩即将开始时进行，破膜后宫缩可促使胎头下降，降低脐带脱垂的风险。④高位破膜时，应将手留置于阴道内等候 1～2 次宫缩，控制羊水流出速度的同时确定有无脐带脱垂。一旦发生脐带脱垂，可及时处理。⑤不能随意上推胎头。

（三）脐带脱垂的处理

1.妊娠 $23～24^{+6}$ 周脐带脱垂的处理

告知孕妇可选择继续妊娠或终止妊娠，详细告知患者利弊后可进行治疗。

2.孕妇未临产的处理

不建议行脱垂脐带的还纳术，尽量减少对阴道外脱垂脐带的操作。可用人工操作或者充盈膀胱等提高胎先露位置的方法预防脐带压迫。保胎治疗时可采用膝胸位或侧卧位（同时保持头低臀高位）。

3.已临产的处理

(1)宫口未开全:存在可疑性或病理性胎心率异常者,应尽快进行剖宫产。

(2)宫口开全:预计可以短时间阴道分娩者,尝试阴道分娩。呼叫麻醉医师和新生儿医师共同参与抢救工作。

四、护理

(一)一般护理

执行产科入院护理常规及产前护理常规。

(二)身体评估

注意评估患者是否存在易发生脐带脱垂的因素,如有无胎位异常、头盆不称、多胎妊娠、羊水过多、脐带先露等,及易发胎膜早破的因素。详细询问此次妊娠经过、妊娠周数、胎动情况及有无宫缩及阴道流液。分娩过程中每一次阴道检查、胎心率异常伴自发性或各种风险因素引起的胎膜破裂后,均需检查是否存在脐带脱垂。评估是否有发生胎儿窘迫时的征象,如孕妇感觉胎动变频繁。监测胎心率改变,如变慢、不规则,变换体位或抬高臀部可缓解。

(三)心理护理

脐带脱垂时,患者较紧张,护士应在配合抢救的同时,耐心细致地安慰患者,解除其焦虑、恐惧心理,使其积极配合处理。

(四)预防及早期发现

加强产前检查,及时发现并纠正异常胎位,临产时头盆不称、胎头浮动及异常胎动者应卧床休息,不予灌肠。严格掌握人工破膜的适应证和操作方法,应在宫缩间歇期进行,使羊水缓慢流出,并密切观察胎心率变化,及早发现脐带先露或脐带脱垂。

(五)紧急对症处理

(1)一旦确诊为脐带脱垂,指导产妇取脐带受压对侧卧位或臀高头低位,鼓励孕妇呈 Sims 体位(即左侧卧位,枕头置于左髋下)或呈膝胸卧位;即刻用手经阴道上推胎儿先露部,以减轻脐带受压,直至胎儿娩出后才可撤出上推先露部的手;也可采用人工充盈膀胱的方法上推先露部。

(2)立即呼叫寻求帮助,所需团队包括产科医师、助产士、麻醉师和新生儿医师。

(3)立即吸氧,并严密监测胎心率变化。确诊后根据宫口扩张程度和胎儿情况决定分娩方式。

(4)遵医嘱使用抑制宫缩的药物。

(5)宫口已开全,胎头已入盆,应立即行产钳术或胎头吸引术;臀位能承受臀牵引术者,应行臀牵引术;横位行剖宫产术。

(6)若宫颈未完全扩张,应立即进行配血、备皮、导尿等术前准备,行剖宫产术。在准备期间,必要时用手将先露部推向骨盆入口以上,术者的手始终保持在阴道内,使先露部不能再下降,以消除脐带受压,脐带则应消毒后还纳阴道内。

(7)若宫颈未完全扩张,胎心状态良好,患者及家属不同意行剖宫产者,可试用脐带还纳术。但成功率不高,目前已少用。

(六)做好新生儿的急救准备

做好新生儿急救的人员及物品准备。

(七)胎心消失的处理

胎心已消失超过 10 分钟,确定胎死宫内时,应将情况通告患者家属,选择经阴道分娩,为避免会阴裂伤,可行穿颅术。

(八)预防产后出血及感染

行阴道检查或阴道助产术时注意无菌操作。保持外阴清洁,使用消毒会阴垫并及时更换。必要时遵医嘱应用抗生素预防感染。

(九)健康指导

(1)定期产前检查,及时发现与纠正异常胎位。

(2)指导产妇及其家属,一旦发现产妇发生胎膜破裂,应当立即使产妇取卧位,注意阴道流液的量及性状,尽快转运入院。

第七章　护理管理

第一节　品　管　圈

一、品管圈的简介

品管圈(quality control circle,QCC)是由日本石川馨博士于 1962 年所创。品管圈是指同一工作现场、工作性质相似的人员,自动、自发进行品质管理所形成的小组,这些小组作为全面质量管理环节的一环,在自我启发、相互启发的原则下,灵活使用各种统计工具,以全员参与的方式不断维护、改善自己工作现场的活动。通过轻松愉快的现场管理方式,使护士自动、自发地参与管理活动,在工作中获得满足感与成就感。

二、品管圈的主要内容

(一)组圈

由工作目标相同、场所相同、性质相同的 3～10 人组成品管圈,选出圈长。圈长通常由班长、组长或部门主管、技术骨干担任。圈名由圈员共同商讨决定,最好选择富有持久性及象征性工作性质和意义的名字。

(二)选定主题

在充分了解、掌握部门工作现场问题的基础上,选定主题。工作现场的问题大致有效率问题、服务问题、品质问题等。选定主题应该慎重,要考虑其共通性,主题应是圈能力可以解决的,可以数据量化,可以收到预期效果并且符合主要目标方针的。

(三)拟订活动计划

主题选定后,应拟订活动计划,事先拟订计划表对品管活动能否顺利推行并取得显著成效具有十分重要的作用。计划表可以周为单位来拟订,在实施过程中,如发现实际与计划有出入或停止不前,应立即找出问题所在并及时加以改进。在拟订计划表时应明确各步骤具体负责人,在活动推进过程中需明确标注实施线,且计划线应在实施线之上。

(四)现况把握与分析

对工作现场进行调查分析,分析时需用数据说话,通过数据整理分层分析,找到问题的症结。针对存在的问题进行原因分析,对诸多原因进行鉴别,找到主要原因,为制订策略提供依据。

(五)设置活动目标并解析

设定与主题对应的改善目标,目标要明确,最好用数据表示目标值并说明设置目标值的依据。

(六)检查对策

确定对策,用 5W2H 做法,即做什么(what);为什么做(why);谁来做(who);何地进行(where);何时(when);如何做(how);成本如何(how much)。讨论出的改善计划内容应包括项目主题、发生原因、对策措施、责任人、预定完成时间。

(七)实施对策

拟订具体的实施方法,实施前召集相关人员进行适当培训。每条对策实施完毕,应再次收集数据,与对策表中锁定的目标进行比较,检查对策是否彻底实施并达到要求。

(八)确认成效

把对策实施后的数据与实施前的现状及小组设置的目标进行比较,计算经济效益,鼓舞士气,增加成就感,调动积极性。

(九)标准化

评价活动效果,优秀或良好者应保持下去,并将实施方案标准化,写成标准操作程序,并经有关部门确定。已经标准化的作业方法,要进行认真培训,并保证遵守,确保活动收获成效。

（十）检讨与改进

据实评价活动开展过程中每个步骤的实施效果，分析其优缺点，总结经验，探讨今后应努力的方向，为下一圈活动的顺利推行提供经验。

三、使用方法及注意事项

（1）品管圈已广泛应用于病房管理、专科护理、健康教育等护理质量管理的层面，实现了护理质量管理以物为中心的传统管理模式向以人为中心的现代管理模式的转化，体现并强调了全员、全过程、全部门质量控制的全面质量管理理念，对促进护理人才队伍发展亦有重要实践意义。

（2）推行以单位为主的品管圈是护士作为改善护理工作问题的常用策略，通过活动的不断改进，提升医疗护理水平。品管圈方法的应用，提高了全员质量意识，充分调动了基层护士的积极性，开发了管理潜能，引导他们在临床工作中以护理质量为核心，以满足患者需求为导向，发现及寻求方法解决工作中的一些实际问题，包括工作流程的改进、相关制度的落实、质量监控的方法、护理程序的应用、护理表格的制作等。通过品质改善活动，提高管理效益和执行力，提高护理质量。

（3）在护理质量管理过程中成功推行品管圈活动的关键是准确把握问题点。来自临床一线工作现场的问题点往往很多，以手术室护理质量管理为例，常见的护理质量相关的问题有手术体位安全摆放、术后标本正确处置等，当圈员从不同角度提出问题后，如何准确把握关键问题，确保品管圈活动能顺利推行并收获实效，首先需要把问题整理分类，从各个角度加以分析，确定上述哪些是将来可能解决的，哪些是当下必须解决的，哪些是潜在问题；其次是要考虑问题的共通性。同时要兼顾圈能力，对上述问题的把握能定量化，可用数据表示；并且要评估项目实施的预期效果。只有通过这样严谨的流程确定的问题点，才是关键问题点，只有准确把握好关键问题点才能为品管圈活动顺利推行打下坚实基础。

第二节　PDCA 循环

一、PDCA 循环简介

PDCA 循环又称戴明环。美国著名统计学家沃特·阿曼德·休哈特，率先提出"计划－执行－检查(plan-do-see)"的概念,后由美国质量管理专家戴明发展成为"计划－执行－检查－处理(plan-do-check-action)"的 PDCA 模式。PDCA 循环是计划、执行、检查、处理 4 个阶段的循环反复的过程,是一种程序化、标准化、科学化的管理方式,是发现问题和解决问题的过程。作为质量管理的基本方法,广泛应用于医疗和护理领域的各项工作中。

PDCA 循环的优点:①适用于日常管理,既适用于个人的管理,也适用于组织或团队管理。②PDCA循环是发现问题、解决问题的过程,会随着一个问题的解决,随之产生新的变化,演变出新的问题,也就可以使问题得到持续的改进和提高。③适用于项目管理,在护理管理中特别适用于护理专项管理工作的改进,包括护理质量管理、护理人力资源管理等方面。④有助于持续改进和提高,因此也适用于护理服务的改进或护理新技术的研发和应用,如护理服务流程的不断改进,护理服务质量的不断提高。

二、PDCA 循环的主要内容

PDCA 循环是一个质量持续改进模型,包括持续改进与不断提高的 4 个阶段 8 个步骤。①计划阶段:第 1 步分析质量现状,找出存在的质量问题;第 2 步分析产生质量问题的原因或影响因素;第 3 步找出影响质量的主要因素;第 4 步针对影响质量的主要原因研究对策,制订相应的管理措施,提出改进计划和行动方案,并预测实际效果。②实施阶段:将定好的质量计划、目标、措施及分工要求等,予以实施,成为 PDCA 循环的第 5 步。③检查阶段:根据计划要求,对实际执行情况进行检查,将实际效果与预计目标进行比较,寻找和发现计划执行中的问题并进行改进,作为 PDCA 循环的第 6 步。④处理阶段:对检查结果进行分析、评价和总结,具体分为两个步骤,第 7 步把结果和经验纳入有关标准和规范中。巩固已取得的成绩,防止不良结果再次发生。第 8 步把没有解决的质量问题或新发现的质量问题转入下一个 PDCA 循环,为制订下一轮循环计划提供信息。在处理阶段要通过总结经验巩固成绩,将工作结果标准化;提出尚未解决的问题,转入下一个循环。原有的问题解决了,又会产生新的问题,问题不断出现又被不断解决,使得 PDCA 循环周而复始地不停运转,使得管理问题不断完善。

三、使用方法及注意事项

(1)PDCA 循环作为科学的工作程序,是一个有机的整体,缺少任何一个环节都不可能产生预期效果,工作都很难得到改善。PDCA 循环作为科学的管理方法,适用于护理管理的各项工作和环节。循环过程中的各个循环彼此联系,相互作用。护理质量管理作为医院质量管理的子循环,与医疗、医技、行政、后勤等部门的质量管理的子循环共同构成医院质量管理的大循环。各护理单元或护理服务项目又是医院护理质量体系中的子循环,这些大小循环相互影响,相互作用,整个医院的质量取决于各个子系统、各部门和各个环节的质量,而这些子系统、各个部门和环节又必须围绕医院的总的质量目标协同行动,因此,医院作为大循环是小循环的依据,小循环又是大循环的基础。PDCA 循环将医院各系统、各部门、各项工作有机地组织起来,彼此影响和促进,持续改进和提高。

(2)PDCA 循环是一个持续改进的过程,每次循环的结束,都意味着新的循环的开始,使管理的效果从一个水平上升到另一个水平。

(3)应用 PDCA 循环 4 个阶段 8 个步骤来解决质量问题时,需要收集和整理信息,要采用科学的方法进行数据分析,用数据说话,用事实说话。最常用的为排列图、因果图、直方图、分层法、相关图、控制图及统计分析表七种统计方法。统计方法与 PDCA 循环关系见表 7-1。

表 7-1 统计方法与 PDCA 循环关系表

阶段	步骤	主要方法
P	1.分析现状、找出问题	排列图、直方图、控制图
	2.分析各种影响因素或原因	因果图
	3.找出主要影响因素	排列图,相关图
	4.针对主要原因,制订措施计划	回答"5W2H"(why、what、where、when、who、how、how much)
D	5.执行、实施计划	
C	6.检查计划执行结果	排列图、直方图、控制图
	7.总结成功经验,制订相应标准	制订或修改工作规程,检查规程及有关规章制度
A	8.把未解决或新出现问题转入下一个 PDCA 循环	

第三节 临床护理服务质量管理

一、优质护理服务管理

优质护理服务即深化"以患者为中心"的服务理念,紧紧围绕"改革护理模式、实施岗位管理、履行护理职责、提供优质护理服务、提高护理水平"的工作宗旨,充分调动临床广大护理工作者的积极性,以贴近患者、贴近临床、贴近社会为重点,进一步加强护理专业内涵建设,为人民群众提供全程、全面、优质的护理服务,保证医疗安全,改善患者就医体验,促进医患关系和谐,达到患者满意、社会满意、护士满意、政府满意。

(一)加强护理工作领导,加大支持保障力度

(1)医院要充分认识改善护理服务对于提高医疗服务质量和医院运行效率、促进医院健康可持续发展的重要意义。

(2)要切实加强对护理工作的领导,实行在护理副院长领导下的护理部主任-科护士长-护士长三级垂直管理体系,建立并落实岗位责任制。

(3)要建立人事、财务、医务、护理、后勤、药学等多部门联动机制,采取有效措施提高护士福利待遇,改善护士工作条件。建立医护合作机制,规范临床用药行为。

(二)加强护理人力配备,满足临床护理服务需求

(1)医院要高度重视护士人力资源的配备,优先保证临床护理岗位护士数量,并根据科室疾病特点和护理工作量,合理配置护士。

(2)医院可以聘用并合理配备一定数量、经过规范培训并取得相应资质的护理员,在责任护士的指导和监督下,对患者提供简单的生活护理服务等。要求医院对护理员实施规范管理,严禁护理员代替护士从事治疗性护理专业技术工作,保证护理质量和医疗安全。

(三)加强护士规范培训,提升护理服务能力

医院要加强护士岗位规范化培训,完善以岗位需求为导向、以胜任岗位为核心的护士规范培训机制,结合责任制整体护理要求,制订有针对性的培训内容,提高护士对患者的评估、病情观察、康复指导和护患沟通等能力。

(四)加强科学管理,充分调动护士工作积极性

(1)医院要按照开展护士岗位管理的有关要求,结合实际情况,科学设置护理岗位,明确护理岗位任职条件和工作职责。

(2)责任护士分管患者的原则:①在实施责任制整体护理的基础上,根据患者病情、护理难度和技术要求等要素,对责任护士进行合理分工,分层管理。危重患者护理由年资高、专业能力强的高级责任护士担任,病情稳定的患者可由低年资护士负责。②责任护士分管患者应相对固定,每名责任护士分管患者数量平均为 6～8 人,在此基础上可根据患者病情及护士能力做适当调整。③责任护士在全面评估分管患者病情及自理能力的基础上,要侧重对危重及自理能力缺陷患者的护理,兼顾其他患者,保证按需服务及患者安全。④兼顾临床需要和护士的意愿合理排班,减少交接班次数,以利于责任护士对患者提供全程、连续的护理服务。

(3)护理部应根据护士的工作数量、质量、患者满意度,结合护理岗位的护理难度、技术要求等要素,建立绩效考核制度及考核方案,并将考核结果与护士评优、晋升、奖金分配等结合,实现优劳优酬、多劳多得,调动护士的积极性。

(五)深化优质护理、改善护理服务

1.明确门(急)诊护理服务职责,创新服务形式

(1)医院要建立门(急)诊护理岗位责任制,明确并落实护理服务职责。

(2)优先安排临床护理经验丰富、专业能力强的护士承担分诊工作,做好分诊、咨询、解释和答疑。

(3)对急、危重症患者要实行优先诊治及护送入院。

(4)对候诊、就诊患者要加强巡视,密切观察患者的病情变化,给予及时、有效的处置。

(5)要采取各种措施加强候诊、输液、换药、留观等期间的患者健康教育。

2.规范病房患者入、出院护理流程,改善服务面貌

(1)责任护士应当按照要求为患者提供入、出院护理服务,不得交由进修护士和实习护生代替完成。

(2)有条件的医院,应当明确专(兼)职人员为出院患者提供有针对性的延续性护理服务,保证护理服务的连续性,满足患者需求。

3.落实病房责任制整体护理,规范护理行为

(1)强化病房落实责任制整体护理,根据患者的疾病特点,生理、心理和社会需求,规范提供身心整体护理。责任护士全面履行护理职责,为患者提供医学照顾。协助医师实施诊疗计划,密切观察患者病情,及时与医师沟通。对患者开展健康教育、康复指导,提供心理支持。采用评判性的思维方法提高护理质量及水平。责任护士根据重症患者需求制订护理计划,护理措施落实到位。

(2)要严格落实护理分级制度,按照病情对患者实施全面评估,并予以必要的专业照护。

(3)根据患者病情及护理级别要求定时巡视患者,及时观察病情变化、用药及治疗后反应,发现问题及时与医师沟通,并采取有效措施。

(4)临床护理服务应充分体现专科特色,将基础护理与专科护理有机结合,保障患者安全,体现人文关怀。

(5)要求责任护士在具有专业能力的基础上,对患者实施科学、有效的个性化健康教育,注重用药、检查、手术前后注意事项及疾病相关知识的指导。

(6)中医类医院要广泛应用中医特色护理技术,优化中医护理方案,创新中医护理服务模式,增强中医护理服务能力,充分体现中医护理的特色优势。

4.强化人文关怀意识,加强护患沟通

(1)护士要增强主动服务和人文关怀意识,深化"以患者为中心"的理念,尊重和保护患者隐私,给予患者悉心照护、关爱、心理支持和人文关怀。

(2)要加强与患者的沟通交流,关注患者的不适和诉求,并及时帮助患者解决。

(3)树立良好的护理服务形象,持续改善护理服务态度,杜绝态度不热情、解释没耐心、服务不到位等现象,防止护理纠纷的发生。

二、基础护理及危重护理质量管理

(一)基础护理质量管理要求

(1)患者在住院期间,医护人员根据患者病情和生活自理能力进行综合评定,确定并实施不同级别的护理。分级护理与医嘱、病情、患者生活自理能力相符,标识明确。护士根据患者病情,正确实施基础护理和专科护理,如口腔护理、压疮护理、气道护理及管路护理等,操作过程中需注意保护患者隐私。

(2)病室环境:保持病室环境清洁、整齐、安静、舒适、安全。室内温度保持在$18\sim22\ ℃$,相对湿度保持在$50\%\sim60\%$为宜。病室定时通风,保证室内空气新鲜。保持床单位清洁、干燥、平整、美观、舒适,患者均穿患者服装。病室物品摆放整齐,床旁桌清洁,床上、床下无杂物,患者通行安全。

(3)患者清洁与皮肤护理:做好患者的生活护理,晨晚间护理质量合格,保证患者"三短",即患者指(趾)甲、头发、胡须短,甲端光洁;"四无",即床上无臭味、褥垫无潮湿、床单位无皱褶,皮肤无压疮;"六洁",即患者面部、口腔、皮肤、手、足、会阴清洁。长期卧床患者,根据病情适时温水擦浴,头发每周清洗,如有异味或不适随时清洗,并梳理整齐。对于有压疮风险的患者采用定时翻身、垫软枕、体位垫、减压床垫、减压贴等方法做好压疮预防。

(4)卧位护理:根据患者病情协助其取舒适体位,协助患者翻身、坐起或床上移动,进行有效咳嗽,有伤口时注意保护伤口,特殊患者根据病情需要保持功能位。

(5)管路护理:管路标识清晰,妥善固定,防止滑脱、扭曲、打折和受压,保持引流通畅,严密观察引流液的颜色、性质及量,预防管路滑脱的发生。

(6)饮食护理:指导患者合理饮食,保持进餐环境清洁,根据患者的需要协助患者进食、进水。

(7)排泄护理:协助卧床患者在床上使用便器,注意会阴部皮肤清洁,有失禁的患者采取相应措施,如留置导尿管。导尿管及尿袋妥善固定,定期更换,及时观察尿液的颜色、性状及量,及时倾倒尿液。

(8)睡眠护理:夜间拉好窗帘,定时熄灯,为患者创造良好的睡眠环境。

(9)巡视病房:护士根据护理级别巡视病房,严密观察患者病情、输液情况、有无输液反应等,了解患者需求,如有特殊情况及时给予相应处理。

(二)危重患者护理质量管理

危重患者是指病情严重,随时可能发生生命危险的患者。危重患者的护理是指用现代监测、护理手段解决危及患者生命和健康的各种问题。面对病情复杂的危重患者,高质量的护理是保证患者生命和健康的前提,也是反映医院护理水平的重要指标。危重患者护理质量在达到基础护理质量标准的同时,还应达到以下要求。

1.保证患者安全

(1)危重患者应进行各项高危评估,并实施相应预防措施。

(2)危重或昏迷患者加床栏,防止坠床。

(3)抽搐患者使用牙垫。

(4)双眼不能闭合的患者,应采用生理盐水浸湿纱布遮盖。

(5)危重患者避免佩戴首饰,贵重物品应交给家属保存。

2.病情观察

(1)护士掌握患者姓名、诊断、病情、治疗、护理、饮食、职业、心理状态、家庭情况、社会关系等,汇报病例应层次清楚、简洁、重点突出。

(2)能运用护理程序密切观察患者病情变化,护理措施具体。准确记录生命体征,详细记录病情变化,即症状、与疾病相关的阴性及阳性体征、特殊检查、治疗性医嘱、液体出入量等。

(3)静脉输液通畅,根据患者病情、年龄及药物性质合理调整滴速,密切观察用药后反应,及时准确做好记录。

(4)管路标识清晰,妥善固定,防止滑脱、扭曲、打折和受压,保持引流通畅,严密观察引流液的颜色、性质及量,预防管路滑脱的发生。

（5）保证患者呼吸道通畅,协助患者排痰,吸痰方法正确,符合操作规程。

（6）严格执行交接班制度和查对制度,对病情变化、抢救经过、用药情况等要做好详细交班,并及时、准确记录危重症患者的护理情况。

第四节　医院感染管理

一、医院环境管理

医院环境卫生管理是医院管理的重要部分,其作用是减少或控制污染源的扩散,保障医院患者、工作人员、社会人群免受有害因素的侵袭和影响,保证医院安全。

(一)医院环境感染危险度分类及管理

医院环境感染危险度分类应依据每个环境区域是否有患者存在,以及是否存在潜在的被患者血液、体液、分泌物、排泄物等污染的可能而进行划分,并针对不同环境感染危险度采取相应的环境清洁卫生等级管理。一般按风险等级划分为低度风险区域、中度风险区域和高度风险区域。

(二)医院治疗环境类别及管理

一般,医院治疗环境分为 4 个类别,对不同类别的治疗环境应制定相应的管理方法及卫生学标准,以达到医院感染控制管理的要求。

1.Ⅰ类环境管理要求

（1）Ⅰ类环境:采用空气洁净技术的诊疗场所,分洁净手术部和其他洁净场所。

（2）Ⅰ类环境卫生标准:空气平均菌落数空气采样器法检测≤150 CFU/m³,平板暴露法检测≤4.0 CFU/(Ⅲ 30 分钟),物体表面平均菌落数≤5 CFU/cm²。

（3）Ⅰ类环境的空气消毒方法:采用空气净化技术,把手术环境空气中的微生物粒子及微粒总量降到允许水平,达到Ⅳ级及以上洁净度要求。

2.Ⅱ类环境管理要求

（1）Ⅱ类环境:包括非洁净手术部(室)、产房、导管室、血液病病区、烧伤病区等保护性隔离病区,以及重症监护病区、新生儿室等。

(2)Ⅱ类环境卫生标准:要求空气平均菌落数≤4.0 CFU/(皿·15分钟),物体表面平均菌落数≤5 CFU/cm²。

(3)Ⅱ类环境的空气消毒方法:室内应定时清洁、通风换气,必要时可采用下述空气消毒方法。

循环风紫外线空气消毒器:适用于有人状态下的室内空气消毒。这种消毒器由高强度紫外线灯和过滤系统组成,可有效地杀灭进入消毒器空气中的微生物,并有效地滤除空气中的尘埃粒子。使用方法应遵循产品的使用说明,在规定的空间内正确安装使用。消毒时应关闭门窗,进风口、出风口不应有物品覆盖或遮挡。

静电吸附式空气消毒器:适用于有人状态下的室内空气净化。这类消毒器采用静电吸附和过滤材料,消除空气中的尘埃和微生物。使用方法应遵循产品的使用说明,在规定的空间内正确安装使用。消毒时应关闭门窗,进风口、出风口不应有物品覆盖或遮挡,消毒器的循环风量(m³/h)要大于房间体积的8倍以上。

紫外线空气消毒:适用于无人状态下的室内空气消毒。紫外线灯采用悬吊式或移动式直接照射。安装时紫外线灯(30 W紫外线灯,在1.0 m处的强调应>70 μW/cm²)应≥1.5 W/m³,照射时间≥30分钟,室内温度<20 ℃或>40 ℃时,或相对湿度>60%时,应适当延长照射时间。应保持紫外线灯表面清洁,每周用75%(体积比)的酒精纱布擦拭一次,发现灯管表面有灰尘、油污应及时清除。

化学消毒方法。①超低容量喷雾法:适用于无人状态下的室内空气消毒。将消毒液雾化成20 μm以下的微小粒子,在空气中均匀喷雾,使之与空气中微生物颗粒充分接触,以杀灭空气中微生物。采用3%过氧化氢、5 000 mg/L过氧乙酸、500 mg/L二氧化氯等消毒液,按照20~30 mL/m³的用量加入电动超低容量喷雾器中,接通电源,即可进行喷雾消毒。消毒前关好门窗,喷雾时按先上后下、先左后右、由里向外、先表面后空间,循序渐进的顺序依次均匀喷雾。作用时间:过氧化氢、二氧化氯为30~60分钟,过氧乙酸为60分钟。消毒完毕,打开门窗彻底通风。喷雾时消毒人员应做好个人防护,佩戴防护手套、口罩,必要时戴防毒面具,穿防护服。喷雾前应将室内易腐蚀的仪器设备,如监护仪、显示器等物品盖好。②熏蒸法:适用于无人状态下的室内空气消毒。利用化学消毒剂具有的挥发性,在一定空间内通过加热或其他方法使其挥发达到空气消毒。采用

0.5%～1.0%(5 000～10 000 mg/L)过氧乙酸水溶液(1 g/m³)或二氧化氯(10～20 mg/m³)加热蒸发或加激活剂;或采用臭氧(20 mg/m³)熏蒸消毒。消毒剂用量、消毒时间、操作方法和注意事项等应遵循产品的使用说明。消毒前应关闭门窗,消毒完毕,打开门窗彻底通风。消毒时房间内温度和相对湿度应适宜,盛放消毒液的容器应耐腐蚀,大小适宜。

3.Ⅲ类环境管理要求

(1)Ⅲ类环境:包括母婴同室,消毒供应中心的检查包装灭菌区和无菌物品存放区,血液透析中心(室),其他普通住院病区等。

(2)Ⅲ类环境卫生标准:要求空气平均菌落数≤4.0 CFU/(Ⅲ·5分钟),物体表面平均菌落数≤10 CFU/cm²。

(3)Ⅲ类环境的空气消毒方法:室内应定时清洁、通风换气,必要时可采用上述空气消毒方法。

4.Ⅳ类环境管理要求

(1)Ⅳ类环境:包括普通门(急)诊及其检查、治疗室,感染科门诊和病区。感染科的设置要相对独立,内部结构做到布局合理、分区清楚,便于患者就诊,并符合医院感染预防与控制要求。二级综合医院感染科门诊应设置独立的挂号收费室、呼吸道(发热)和肠道疾病患者的各自候诊区和诊室、治疗室、隔离观察室、检验室、放射检查室、药房(或药柜)、专用卫生间;三级综合医院感染科门诊还应设置处置室和抢救室等。感染科门诊应配备必要的医疗、防护设备和设施。设有感染性疾病病房的,其建筑规范、医疗设备和设施应符合国家有关规定。

(2)Ⅳ类环境卫生标准:要求空气平均菌落数≤4.0 CFU/(Ⅲ·5分钟),物体表面平均菌落数≤10 CFU/cm²。

(3)Ⅳ类环境的空气消毒方法:加强环境的卫生清洁和通风换气,必要时可采用上述空气消毒方法。呼吸道传染病患者所处场所宜采用负压隔离病房。条件受限制的医院可采用通风的方法,包括自然通风和机械通风,采用机械排风更好。或选用安装空气净化消毒装置的集中空调通风系统。

(三)医院环境感染与控制管理要求

医院环境、物体表面污染已成为各种病原体储存的空间。因此,医院环境、物体表面的清洁与消毒应作为医院感染预防与控制的重要环节。地面和物体表面应保持清洁,当有明显污染时,应及时进行消毒处理,所用消毒剂应符合国家相关要求。

1.地面的清洁与消毒

地面无明显污染时,采用湿式清洁。当地面受到患者血液、体液等明显污染时,先用吸湿材料去除可见的污染物,再清洁和消毒。

2.物体表面的清洁与消毒

室内用品如桌、椅、床旁桌等的表面无明显污染时,采用湿式清洁。当地面受到明显污染时,先用吸湿材料去除可见的污染物,然后再清洁和消毒。

(1)环境物体表面根据手的接触频率分为手低频率接触表面和手高频率接触表面。对于手高频率接触的物体表面如门把手、床栏、床旁桌椅、遥控器、设备开关、调节按钮和卫生间的环境表面等,应更加频繁地进行清洁与消毒。对手高频率接触、易污染、难清洁与消毒的表面,可采取屏障保护措施,如使用塑料薄膜、铝箔等覆盖物,并实行一用一更换。邻近患者诊疗区域手高频率接触的物体表面,建议采用目测法、化学法(荧光标记法、荧光粉剂法、ATP 法)、微生物法等清洁质量监测方法,确保环境控制持续有效。

(2)实施环境表面清洁单元化,指在终末及日常清洁时,以邻近患者区域内所有手高频率接触的环境物体表面作为独立区域进行清洁,要求湿式打扫避免扬尘,擦拭物体表面的布巾不同患者之间和洁污区域之间应更换,擦拭地面的地巾不同病房及区域之间应更换。用后集中清洗、消毒、干燥保存。清洁剂或消毒剂应按单元使用,现用现配,使用后立即更换。对于接触隔离的患者,宜以每一位患者为清洁单元,若接触隔离预防的患者处于同一病区,视该病区为清洁单元。推荐使用一次性消毒湿巾,避免交叉传播。一次性使用消毒湿巾用后按医疗废物处置。

(3)清洁病房或诊疗区域时,应有序进行,由上而下,由里到外,由轻度污染到重度污染。应遵循清洁单元化操作。

(4)环境或物体表面如有少量血液、体液、分泌物、排泄物等感染性物质的小范围污染时,应立即进行清洁和消毒处理,避免污染物因干燥而凝固在物体表面形成生物膜。如污染量较大时,应使用吸湿材料进行清理后,再行清洁与消毒,以此减少清洁过程中被感染的危险,使用后按医疗废物处置。

(5)医疗设备表面清洁与消毒:各种医疗仪器、设备,如血液净化机、X 线机、仪器车和牙科治疗椅等的手柄,以及监护仪、呼吸机、麻醉机、血压计袖带、听诊器等物体表面,这些仪器通常直接或间接地与健康完整的皮肤相接触,因此属于低度危险性物品,使用后立即清洁或低水平消毒。接触隔离患者的低度危险设备宜专人专用。

(6)使用中的新生儿床和保温箱内表面,日常清洁应以清水为主,不应使用任何消毒剂。若需进行消毒,应在终末消毒后应用清水彻底冲净,干燥备用。

(7)患者出院、转出、死亡后,应对环境、物体表面实施终末清洁与消毒,彻底清除传染性病原体。

(8)不要使用高水平消毒剂或灭菌剂对环境进行消毒,不得在患者诊疗区域采用消毒剂进行环境喷雾消毒。

3.感染风险高的部门其地面和物体表面的清洁与消毒

感染风险高的部门,如手术部、产房、导管室、洁净病房、骨髓移植病房、器官移植病房、重症监护病房、新生儿室、血液透析病房、烧伤病房、口腔科、检验科等病房与部门的地面与物体表面,应保持清洁、干燥,每天进行消毒,遇明显污染时应及时去污、清洁与消毒。地面消毒应采用含有效氯 500 mg/L 的消毒液擦拭,作用 30 分钟。物体表面消毒方法同地面,或采用 1 000～2 000 mg/L 季铵盐消毒液擦拭。

避免在重点区域(如烧伤病房、手术部、重症监护室和实验室)使用地垫,以防发生血液、体液等污染时不宜清洁与消毒。

4.清洁工具的消毒

清洁工具应分区使用,实行颜色标记。擦拭布巾用后清洗干净,在含有效氯 250 mg/L 的消毒液(或其他有效消毒液)中浸泡 30 分钟,冲净消毒液,干燥备用。地巾用后清洗干净,在含有效氯 500 mg/L 的消毒液中浸泡 30 分钟,冲净消毒液,干燥备用。或采用自动清洗与消毒机,将使用后的布巾、地巾等物品放入清洗机内,按照清洗器产品的使用说明进行清洗与消毒,一般程序包括水洗、洗涤剂洗、清洗、消毒、烘干,取出备用。

二、医疗用品管理

(一)概念

1.清洁

去除物体表面的有机物、无机物和可见污染物。

2.清洗

去除诊疗器械、器具和物品上的污物。流程包括冲洗、洗涤、漂洗和终末漂洗。

3.消毒

清除或杀灭传播媒介上的病原微生物,使其达到无害化。

4.灭菌

杀灭或清除医疗器械、器具和物品上的一切微生物。

(二)消毒灭菌作用水平及方法

根据消毒因子的适当剂量(浓度)或强度和作用时间对微生物的杀灭能力,可将其分为 4 个作用水平的消毒方法。

1.灭菌法

灭菌法:可杀灭一切微生物(包括细菌芽孢)。耐高温、耐湿的物品和器材首选高压蒸汽灭菌法或干热灭菌法。怕热、忌湿的物品和器材,应选择低温灭菌法消毒灭菌。

2.高水平消毒法

高水平消毒法:能杀灭一切细菌繁殖体包括分枝杆菌、病毒、真菌及其孢子和绝大多数细菌芽孢。

(1)物理方法:热力、电离辐射、微波、紫外线等。

(2)化学方法:含氯消毒剂、戊二醛、过氧乙酸、臭氧、过氧化氢等。

3.中水平消毒法

中水平消毒法:能杀灭除细菌芽孢以外的各种病原微生物,包括分枝杆菌。

(1)物理方法:超声波。

(2)化学方法:碘类、醇类、酚类。

4.低水平消毒法

低水平消毒法:能杀灭细菌繁殖体(分枝杆菌除外)和亲脂病毒。

(1)物理方法:通风换气、冲洗。

(2)化学方法:单链季铵盐类(苯扎溴铵等)、双胍类、中草药消毒剂及金属离子消毒剂等。

(三)医疗用品危险度分类及管理

根据物品污染后导致感染的风险高低及在患者使用之前的消毒和灭菌要求进行医疗物品危险度分类。

1.高度危险性物品

高度危险性物品是指进入人体无菌组织、器官、脉管系统,或有无菌体液从中流过的物品或接触破损皮肤、破损黏膜的物品。如手术器材、穿刺针、腹腔镜、心脏导管、植入物、活检钳、输液(血)器材、注射药物和液体、透析器、血制品、导尿管、膀胱镜等物品应采用灭菌方法,达到灭菌水平。

2.中度危险性物品

中度危险性物品是指与完整黏膜相接触,而不进入人体无菌组织、器官和血流,也不接触破损皮肤、破损黏膜的物品。如呼吸机管道、胃肠道内镜、麻醉机管道、肛门直肠压力测量导管等物品可选用中水平消毒法。但消毒要求并不相同,如气管镜、喉镜、口表、肛表、压舌板等必须达到高水平消毒。

3.低度危险性物品

低度危险性物品是指与完整皮肤接触而不与黏膜接触的器材,如毛巾、脸盆、便器、痰盂(杯)、地面、餐具、茶具、墙面、床旁桌、病床及围栏、床面、被褥、听诊器、血压计袖带等物品,可选用低水平消毒法或只进行一般清洁处理。仅在特殊情况下,这类物品才需做特殊要求的消毒处理。

(四)无菌物品管理和使用要求

1.无菌物品管理要求

(1)无菌物品存放间应保持环境清洁,有独立的储备空间,温度≤24 ℃,相对湿度≤70%。

(2)无菌物品应分类放置,固定位置,标识清楚。

(3)无菌物品存放柜应距地面高度≥20 cm,距离墙≥5 cm,距离天花板≥50 cm。

(4)接触无菌物品前应洗手或手消毒。

(5)无菌物品存放有效期:储存环境的室温低于24 ℃,且相对湿度低于70%时,使用纺织品包装的无菌物品有效期宜为14天,未达到此标准时,有效期宜为7天。医用一次性纸袋包装的无菌物品,有效期宜为1个月;使用一次性医用皱纹纸、一次性纸塑袋、医用无纺布、硬质容器包装的无菌物品,有效期宜为6个月。

(6)无菌物品应遵循先进先出的使用原则。

2.无菌物品使用要求

(1)无菌物品按灭菌日期依次放入专柜,过期应重新进入标准清洗、消毒、灭菌程序。

(2)无菌物品必须一人一用一灭菌。

(3)无菌持物钳在干燥的无菌持物钳罐内保存,每4小时更换一次,或使用一次性单包装镊子;无菌干燥敷料罐、无菌治疗巾包、器械盒开启后应注明开启时间,并在24小时内更换,进行消毒灭菌。内置消毒液的无菌敷料罐(酒精棉球、碘伏棉球)应每周消毒2次。

(4)抽吸的药液(放置在无菌环境下)及配制好的静脉输注用无菌液体,超过2小时后不得使用。启封抽吸的各种溶媒超过24小时不得使用,宜采用小包装。

(5)一次性小包装的皮肤消毒剂应注明开启日期或失效日期,有效期1周,使用后立即加盖,保持密闭;重复使用的盛放消毒剂的容器,应每周清洁、消毒1次,并达到相应的消毒与灭菌水平。对于性能不稳定的消毒剂如含氯消毒剂,配制后使用时间不应超过24小时。

(6)无菌棉签宜使用小包装。打开小包装后注明开启时间,不得超过4小时。

(7)任何种类的无菌物品及化学消毒剂均在有效期内使用。

(8)一次性物品必须一次性使用,不得复用。

(五)重复使用后的诊疗器械、器具及物品处理管理要求

(1)病房使用后的器械、器具及物品不得在病区内清点。无明显污染的器械、器具及物品直接置于封闭的容器中,对沾染血液、脓液及污染严重的器械,使用者应立即进行初步冲洗处理并密闭放置。不能及时回收者应采用多酶或保湿清洗液(按厂家说明书要求配制)喷洒在器械表面并放置密闭容器中,防止干燥,由消毒供应中心集中回收处理。

(2)被朊病毒、气性坏疽、破伤风及突发原因不明的传染病病原体污染的可重复使用的诊疗器械、器具和物品,应使用双层黄色医疗废物包装袋封闭包装并标明感染性疾病的名称,由消毒供应中心单独回收处理。被不明传染病病原体污染的手术器械、器具与物品,其消毒原则如下:在传播途径不明时,应按照多种传播途径,确定消毒的范围;按病原体所属类别中抵抗力最强的微生物,确定消毒的剂量(可按杀灭细菌芽孢的剂量或浓度确定,如含有效氯 2 000~5 000 mg/L 的消毒液浸泡 30 分钟可杀灭细菌芽孢);医护人员做好职业防护。

(3)氧气吸入装置及湿化瓶处置:①湿化液应采用新制备的冷开水/新制备的蒸馏水,24 小时更换 1 次,储存容器每周消毒 1 次。②采用鼻导管持续吸氧患者应每天更换鼻导管 1 次,鼻塞导管吸氧患者每 3 天更换 1 次。③非一次性湿化瓶清洗干净后,首选湿热消毒或采用含有效氯 500 mg/L 的消毒液浸泡 30 分钟,用新制备的白开水或无菌水冲净晾干备用,每周消毒 2 次。如停止吸氧应及时消毒,干燥保存。一次性湿化瓶每 3 天更换 1 次并注明更换时间。④连续使用面罩吸氧,吸氧面罩每天更换 1 次。

(4)超声雾化器具处置:面罩与螺纹管一人一用一消毒,用后清洗干净,首选湿热消毒,化学消毒可选用含有效氯 500 mg/L 的消毒液浸泡 30 分钟(感染患者应采用含有效氯 1 000 mg/L 的消毒液),清水洗净晾干,清洁保存备用;或使用

75%酒精作用5分钟,晾干,保存备用。氧气雾化器药杯专人专用,用后清洗干净,干燥保存。

(5)简易呼吸器用后处理:简易呼吸器使用后可放至盒内,送消毒供应中心处理。无条件者可在病房处置室处理,其方法如下:操作者戴一次性手套在流动水下冲净分泌物,松解各部件,并充分浸泡于含有效氯500~1 000 mg/L的消毒液中30分钟,取出后在流动水下反复冲洗;储氧袋采用含有效氯500~1 000 mg/L的消毒液擦拭消毒,然后在流动水下冲净,各部件均干燥后保存于清洁盒内。

(6)吸引器瓶用后处理:用后冲洗干净,浸泡于含有效氯500~1 000 mg/L的消毒液中30分钟,取出后在流动水下反复冲洗,干燥备用。

(7)体温计消毒及检查方法:体温计应一人一用,用后消毒。凡接触黏膜的口表、肛表应采用高水平消毒,用后浸泡于含有效氯1 000~1 500 mg/L的消毒液中30分钟,取出后在流动水下反复冲洗,干燥备用;腋下使用的体温计只接触皮肤可采用中水平消毒,用后完全浸泡于75%酒精中30分钟,取出后干燥备用。酒精应每周更换1次,容器每周清洁、消毒1次。

在使用新的体温计前及每周消毒体温计后,应校对其准确性,其方法如下:将全部体温计甩至35 ℃以下,于同一时间放入已测好的35 ℃以下的水中,3分钟后取出检视,凡误差在0.2 ℃以上或玻璃管有裂痕者,不能再使用;合格的体温计干燥后放入容器内备用。体温计数量较多时应分批次检查,保证检查的准确性。

(8)止血带应保持洁净,每天用后集中清洁处置,干燥保存。隔离患者必须专用,每次用后采用含有效氯1 000 mg/L的消毒液浸泡30分钟后用清水冲净晾干,干燥保存。

(9)接触皮肤的医疗器械、器具及物品,如听诊器、监护仪导联、血压计袖带等,应保持清洁,被污染时应及时清洁与消毒。隔离患者必须专用,出院或转科后采用含有效氯1 000 mg/L的消毒液浸泡30分钟,清水洗后晾干。

(10)治疗车上物品应摆放有序,上层放置清洁与无菌物品,下层放置使用后物品;治疗车应配备速干手消毒剂,每天进行清洁与消毒,如遇污染应随时进行清洁与消毒。

(11)床单位的消毒要求:①患者住院期间地面及床单位的床体、床旁桌、床旁椅(凳)等表面无明显污染时,每天采用湿式清洁;当受到血液、体液等明显污染时,先用吸湿材料去除可见污染物,再清洁和消毒。出院时进行终末消毒,消毒方法采用含有效氯 500 mg/L 的消毒液或季铵盐类物体表面消毒剂擦拭,并用床单位消毒器进行消毒。②患者的床上用品如床单、被套、枕套等,应一人一更换;住院时间超过一周时应每周更换;遇污染时及时更换。更换后的用品应及时清洗与消毒。③床单位使用的被芯、枕芯、床垫、床褥等每年定期清洗与消毒;遇污染及时更换、清洗与消毒;甲类及按甲类管理的传染病患者、不明原因病原体感染患者、多重耐药菌感染患者使用后的上述物品应按照相关要求严格处理。④病床隔帘根据使用频率每 3～6 个月清洗消毒 1 次,遇污染及时清洗消毒。

(12)患者生活卫生用品清洁与消毒:生活卫生用品如毛巾、面盆、痰盂(杯)、便器、餐饮具等,应保持清洁,个人专用,定期消毒;患者出院、转院或死亡后应对其使用过的生活卫生用品进行终末消毒。有条件的病区污染间可配置便器清洗消毒器。

三、手卫生

洗手作为一种简单而经济的操作方法,在控制医源性感染和耐药性细菌方面起着重要的作用。保持良好的卫生习惯,避免经手造成环境、医疗器具、患者用品等污染,防止直接或间接造成患者或医护人员的感染,是提高医疗质量、保障患者和医护人员安全等工作的一项重要内容。

(一)手卫生的定义

手卫生为医护人员洗手、卫生手消毒和外科手消毒的总称。

1.洗手

洗手是指医护人员用肥皂(皂液)和流动水清洁双手,去除手部皮肤污垢、碎屑和部分致病菌的过程。

2.卫生手消毒

卫生手消毒是指医护人员用速干手消毒剂揉搓双手,以减少手部暂居菌的过程。

3.外科手消毒

外科手消毒是指外科手术前医护人员用肥皂(皂液)和流动水洗手,再用手消毒剂清除或者杀灭手部暂居菌和减少常居菌的过程。使用的手消毒剂可具有持续抗菌活性。

(二)洗手与卫生手消毒设施

(1)设置流动水洗手设施。

(2)手术部、产房、导管室、层流洁净病房、骨髓移植病房、器官移植病房、重症监护病房、新生儿室、母婴室、血液透析病房、烧伤病房、感染疾病科、口腔科、消毒供应中心等重点部门应配备非接触式洗手设施。有条件的医疗机构在诊疗区域均应配备非接触式洗手设施。

(3)应配备清洁剂,宜为一次性包装。重复使用的容器应每周清洁与消毒。

(4)应配备干手物品或者设施,避免二次污染。

(5)应配备合格的速干手消毒剂,并符合下列要求:①应符合国家有关规定;②宜使用一次性包装;③医护人员对选用的手消毒剂应有良好的接受性,手消毒剂无异味、无刺激性等;④易挥发的醇类产品开瓶后使用有效期不超过30天;不易挥发的产品开瓶后使用有效期不超过60天。

(6)手卫生设施的设置位置应方便医护人员、患者和陪护人员使用,应有醒目、正确的手卫生标识。

(三)手卫生应遵循的原则

1.基本要求

(1)手部指甲长度不应超过指尖。

(2)手部不应戴戒指等装饰物。

(3)手部不应戴人工指甲、涂抹指甲油。

2.洗手、卫生手消毒应遵循的原则

(1)当手部有血液或其他体液等肉眼可见的污染时,应用肥皂(皂液)和流动水洗手。

(2)手部没有肉眼可见的污染时,宜使用速干手消毒剂消毒双手代替洗手。

(3)接触患者的血液、体液、分泌物、排泄物及被传染性致病微生物污染的物品后,或直接为传染病患者进行检查、治疗、护理或处理传染病患者的污物之后,应先洗手,然后进行卫生手消毒。

(四)洗手指征

(1)直接接触每个患者前后,从同一患者身体的污染部位移动到清洁部位时。

(2)接触患者黏膜、破损皮肤或伤口前后,接触患者的血液、体液、分泌物、排泄物、伤口敷料等之后。

(3)穿脱隔离衣前后,摘手套后。

(4)进行无菌操作,接触清洁、无菌物品之前。

(5)接触患者周围环境及物品后。

(6)处理药物或配餐前。

(五)洗手方法

(1)在流动水下,使双手充分淋湿。

(2)取适量肥皂(皂液),均匀涂抹至整个手掌、手背、手指和指缝。

(3)认真揉搓双手至少15秒,应注意清洗双手所有皮肤,包括指背、指尖和指缝,按七步洗手法认真揉搓。

(4)在流动水下彻底冲净双手,擦干,取适量护手液护肤。

(5)如为手拧式水龙头,则应采用防止手部再污染的方法关闭水龙头。

(六)卫生手消毒方法

医护人员卫生手消毒应遵循以下方法:①取适量的速干手消毒剂于掌心。②严格按照七步洗手法的揉搓步骤进行揉搓,作用时间1分钟。③揉搓时保证手消毒剂完全覆盖手部皮肤,直至手部干燥。

(七)外科手消毒方法

应遵循先洗手后消毒的原则,进行不同患者的手术、手套破损或手被污染、术中更换手术衣时,应重新进行外科手消毒。方法如下。

(1)修剪指甲,挫平甲缘,清除指甲下的污垢。

(2)流动水下冲洗双手、前臂和上臂下1/3。

(3)取适量的皂液或其他清洗剂按七步洗手法清洗双手、前臂和上臂下1/3,用无菌巾擦干。

(4)取适量的手消毒剂按七步洗手法揉搓双手、前臂和上臂下1/3,至消毒剂干燥。

参 考 文 献

[1] 任潇勤.临床实用护理技术与常见病护理[M].昆明:云南科技出版社,2020.

[2] 曾菲菲,张绍敏.护理技术[M].北京:北京大学医学出版社,2020.

[3] 赵海荣.临床护理与操作技术[M].天津:天津科学技术出版社,2020.

[4] 蔡华娟,马小琴.护理基本技能[M].杭州:浙江大学出版社,2020.

[5] 赵玉洁.常见疾病护理实践[M].北京:科学技术文献出版社,2019.

[6] 李素霞.心内科临床护理与护理技术[M].沈阳:辽宁科学技术出版社,2020.

[7] 梁玉玲.基础护理与专科护理操作[M].哈尔滨:黑龙江科学技术出版社,2020.

[8] 吕晓民.当代护理技术与临床[M].北京:科学技术文献出版社,2020.

[9] 吴欣娟.临床护理常规[M].北京:中国医药科技出版社,2020.

[10] 曾广会.临床疾病护理与护理管理[M].北京:科学技术文献出版社,2020.

[11] 张铁晶.现代临床护理常规[M].汕头:汕头大学出版社,2019.

[12] 柳淑芳,汪艳霞.基本护理技术[M].武汉:湖北科学技术出版社,2018.

[13] 张书霞.临床护理常规与护理管理[M].天津:天津科学技术出版社,2020.

[14] 赵安芝.新编临床护理理论与实践[M].北京:中国纺织出版社,2020.

[15] 郑学风.实用临床护理操作与护理管理[M].北京:科学技术文献出版社,2020.

[16] 张文燕,冯英,柳国芳,等.护理临床实践[M].青岛:中国海洋大学出版社,2019.

[17] 张世叶.临床护理与护理管理[M].哈尔滨:黑龙江科学技术出版社,2020.

[18] 范桂珍.新编临床护理技术[M].北京:中国纺织出版社有限公司,2019.

[19] 王雪梅.临床护理知识与应用[M].西安:西安交通大学出版社,2020.

[20] 孙艳华.外科护理研究与实践[M].天津:天津科学技术出版社,2020.

[21] 颜德仁.儿科护理[M].上海:同济大学出版社,2020.

[22] 武琳.综合护理与临床实践[M].哈尔滨:黑龙江科学技术出版社,2020.

[23] 汤优优.现代护理管理与常见病护理[M].北京:科学技术文献出版社,2020.

[24] 刘奉,成红英.儿科护理[M].武汉:华中科学技术大学出版社,2020.

[25] 翟荣慧.临床护理实践指导与护理管理[M].北京:科学技术文献出版社,2020.

[26] 吴卓洁,冷静.儿科护理[M].北京:人民卫生出版社,2020.

[27] 黄俊蕾,赵娜,李丽沙.新编实用临床与护理[M].青岛:中国海洋大学出版社,2019.

[28] 张蕾.实用护理技术与专科护理常规[M].北京:科学技术文献出版社,2019.

[29] 马秀芬,王婧.内科护理[M].北京:人民卫生出版社,2020.

[30] 窦超.临床护理规范与护理管理[M].北京:科学技术文献出版社,2020.

[31] 张峥.整体护理在结核病护理中的应用价值观察[J].基层医学论坛,2020,24(36):5314-5315.

[32] 周萍丽,王琴.预防泌尿外科留置尿管患者尿路感染的护理研究[J].临床医学研究与实践,2020,5(14):172-173.

[33] 王晓云.肾上腺嗜铬细胞瘤腹腔镜手术患者的护理服务模式及对康复影响分析[J].中国药物与临床,2020,20(20):3526-3528.

[34] 武晶,王娟娟.小儿高热惊厥的临床护理分析[J].世界最新医学信息文摘,2020,20(91):273-274.

[35] 韩丹.综合护理应用于子宫内膜异位症的临床效果分析[J].中国医药指南,2020,18(2):226-227.

[36] 王艾芹.原发性扩张型心肌病的护理措施[J].世界最新医学信息文摘,2021,21(4):343-344.